처음 시작하는 백세 인생의 색채 여행

마음과 기억을 돌보는
컬러링북

박세연 그림

별책부록: 윤동주 시(詩) 필사노트

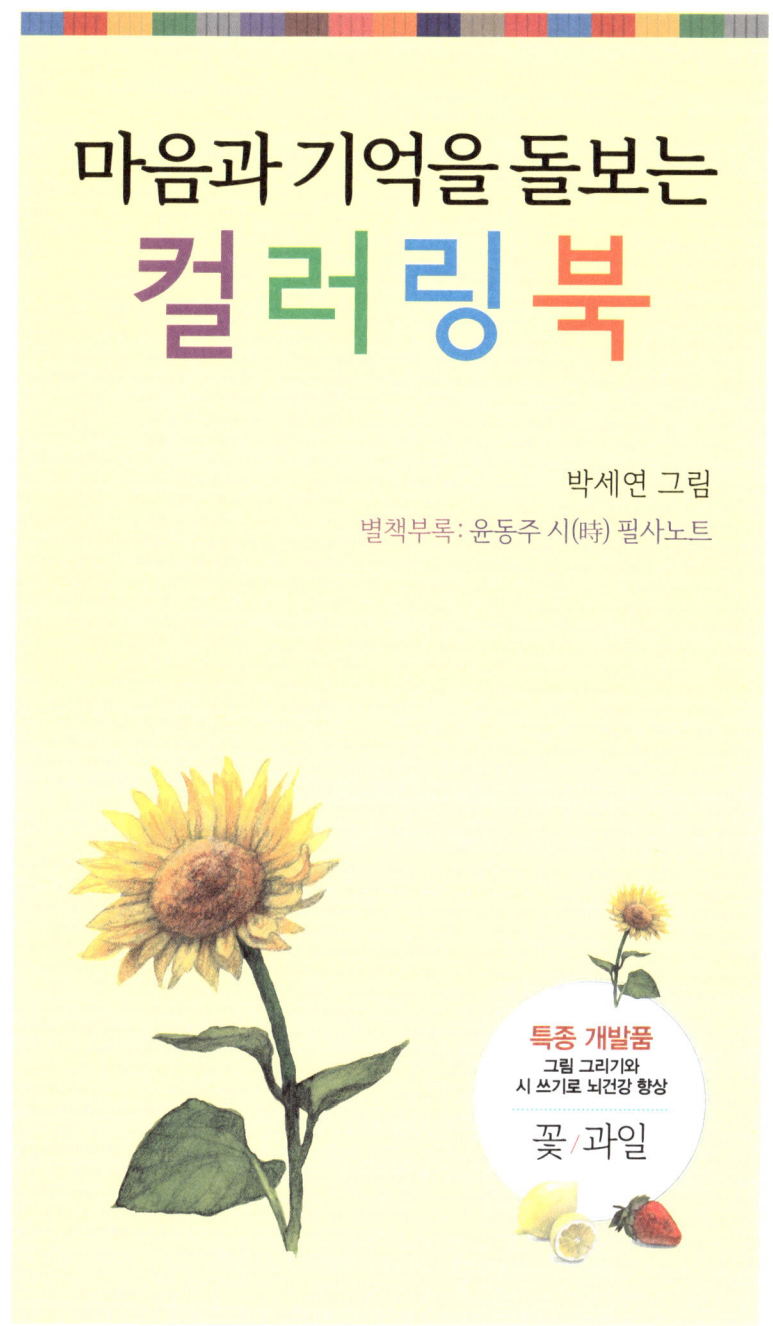

특종 개발품
그림 그리기와
시 쓰기로 뇌건강 향상

꽃/과일

(유)태평양저널

박세연 그림

서울대학교 서양화과와 미학과를 졸업하고
동대학원에서 미술학 박사과정을 수료했다.
작가활동과 함께 〈세계를 인식하는 관계로서의
그리기 본성 연구〉라는 제목의 박사논문을 쓰고있다.

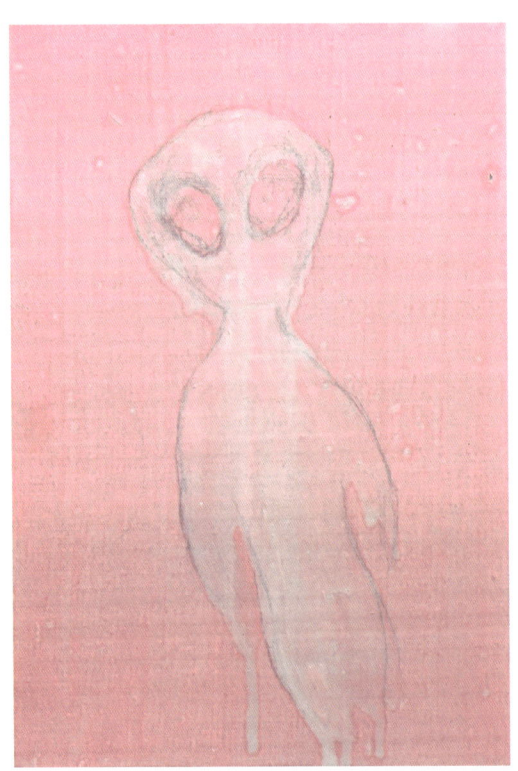

숲속에 온 친구들　22.5x15.7cm, oil on canvas, 2021

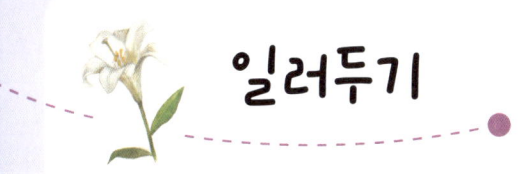

일러두기

하루를 깨우는 뇌 건강 활성화, 운동 적용 가이드

시행 : 수면은 하루 6시간 이상 자야 뇌 건강의 도움이 됩니다.
아침에 일어나면 먼저 따스한 물 한잔마시고, 하루 식사 세끼 먹어야 뇌 건강의 도움이 된다.

추천 운동법(뇌, 관절 운동법)

- **6분 전신 스트레칭** : 팔과 다리를 크게 뻗어 몸 전체의 혈액 순환을 촉진합니다.
- **4분 고관절 회전운동** : 골반을 중심으로 한 회전 운동은 뇌로 가는 혈류량을 증가시킵니다.
- **3분 제자리 걷기** : 가벼운 유산소 운동으로 뇌에 산소 공급을 증진합니다.

기대효과 : 뇌 건강의 각성 상태가 빠르게 형성되어 아침부터 맑은 정신으로 생활을 시작할 수 있습니다. 서울대학교 연구에 따르면, 아침 15분 가벼운 운동은 하루 인지 기능을 최대 30% 향상시킬 수 있다고 합니다.

- **양손 교차 움직임** : 오른팔과 왼발, 왼팔과 오른발을 동시에 움직이는 교차 운동으로 좌우 뇌 건강의 연결을 촉진합니다.
- **30~40분 자유 스케치+움직임** : 손을 움직이면서 자유롭게 스케치 합니다.
- **눈 운동과 손 운동** : 집중력, 기억력으로 그림 색칠하여 뇌 건강 활성화 인지 기능을 향상 이어집니다.

여러분의 인지 기능, 기억력, 창의성을 향상시키는데 매일 시 한편 쓰면 뇌 건강을 지켜준다고 합니다.

뇌 건강을 방치할 시 뇌는 서서히 기능을 잃어가며, 주로 손 떨림, 걸음걸이 느려짐, 언어장애, 한쪽 입가나 손발 마비 등의 증상이 나타난다. 뿐만 아니라 인지 기능 저하뿐 아니라 치매나 보행 장애 등 심각한 후유증을 초래할 수 있다. (뇌건강 연구원에서)

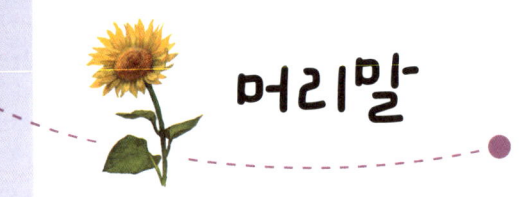

머리말

이 책은 손쉽고 간단한 가이드입니다.

꽃이나 과일 그리고 새와 동물들의 스케치에 조심스럽게 색칠해 봅시다. 색연필로 약하게 칠하고 손으로 문지르기도 해 봅시다.

입체감이 필요한 부분에 연필이나 또는 볼펜으로 어두운 부분을 조금씩 더 만들어봅시다.

피부에 화장을 할 때 작은 차이로 분위기가 달라지는 것처럼 흰 도화지위에 색연필이나 샤프를 이용하여 손에 힘을 거의 빼고 거미줄 만큼 가느다란 선으로 표현을 시작해 봅시다.

지우개를 많이 쓰지 않고도 쉽게 보완할 수 있습니다.

가벼운 따라 그리기 연습을 마치고 더 재미있는 자기만의 색칠 그림을 그려 봅시다.

그리기에 정해진 재료나 방식은 따로 없습니다.

수 만년 전 사람들은 횃불을 밝히고 타다 남은 나뭇가지로 동굴 벽

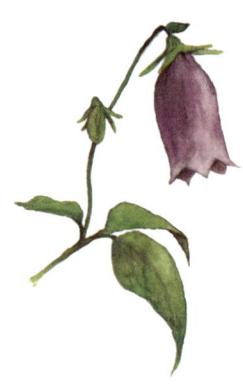

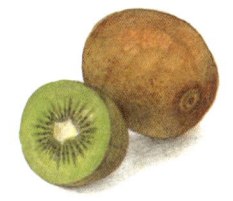

에 다양한 형상들을 표현했습니다. 그리기의 도구와 재료는 신체의 연장延長으로 구석기인 화가의 표현의지를 실어 날랐습니다. 형상을 만들고 색을 바르는 일은 사람의 말이 생겨나기 전부터 다양한 뜻을 전달하고 표현할 수 있게 했습니다.

손과 도구로 형상과 색을 만드는 것은 인간의 가장 고등한 정신적 신체적 활동과 관련이 있습니다. 그림을 감상하는 것과 마찬가지로 그리는 연습을 통하여 아름다움과 즐거움의 정서를 환기하는 일은 우리의 마음과 두뇌건강에 긍정적으로 작용합니다.

이 책에 제시한 각 자연사물 그리기, 색칠하기의 예시를 참조하여 여러분의 손과 눈을 유연하게 하고나면 다른 무엇이든 자유롭게 그려볼 마음이 생길 것입니다.

박세연

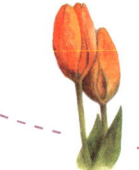 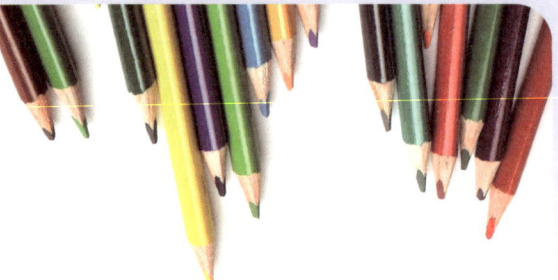

차례

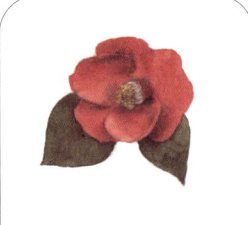
동백 - 8

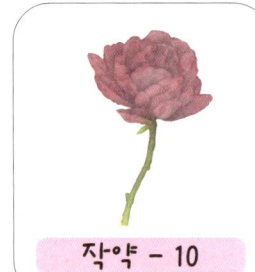
작약 - 10

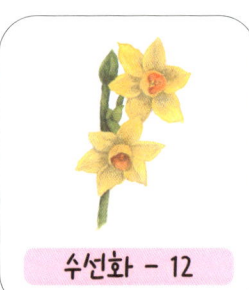
수선화 - 12

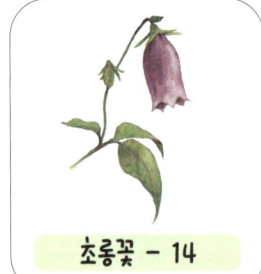
초롱꽃 - 14

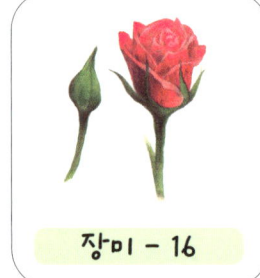
장미 - 16

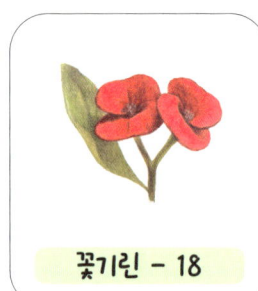
꽃기린 - 18

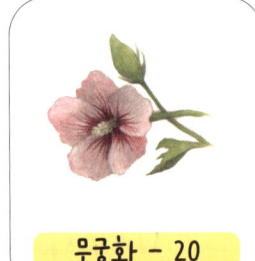
무궁화 - 20

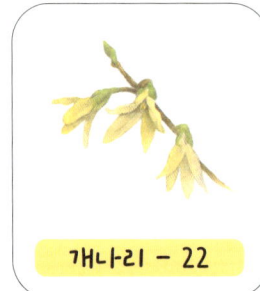
개나리 - 22

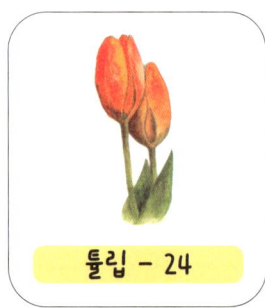
튤립 - 24

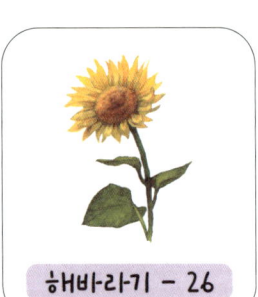
해바라기 - 26

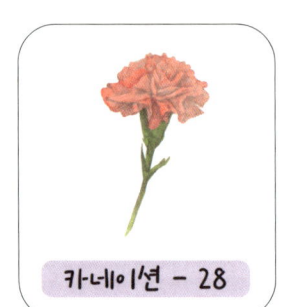
카네이션 - 28

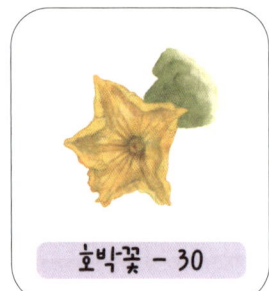
호박꽃 - 30

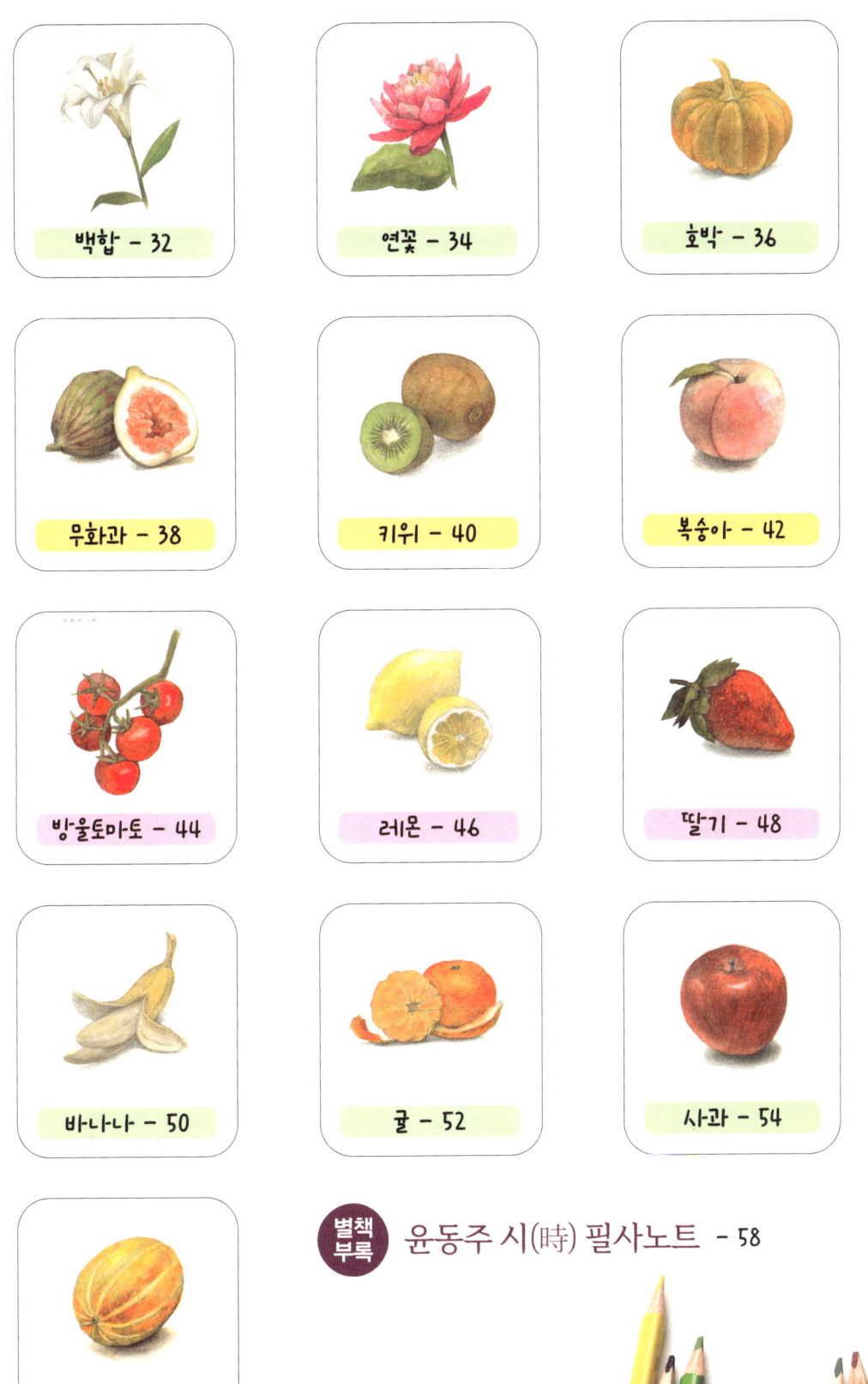

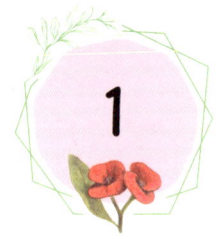

1 동백

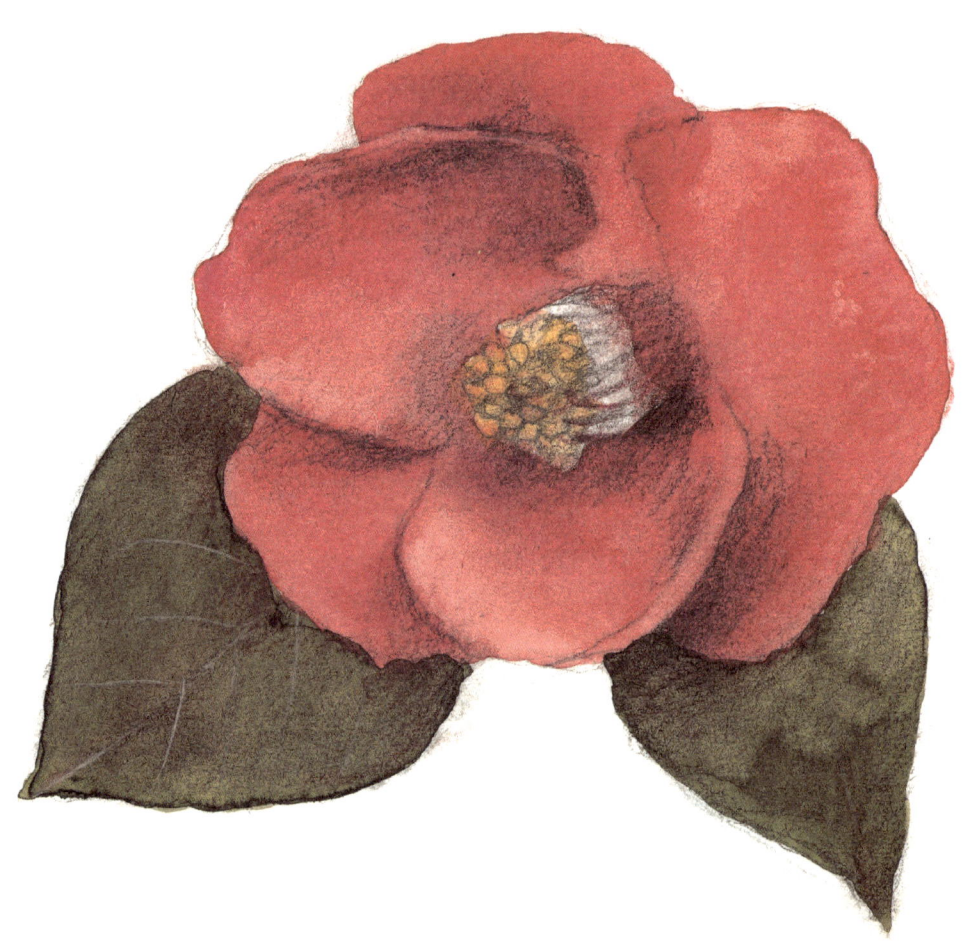

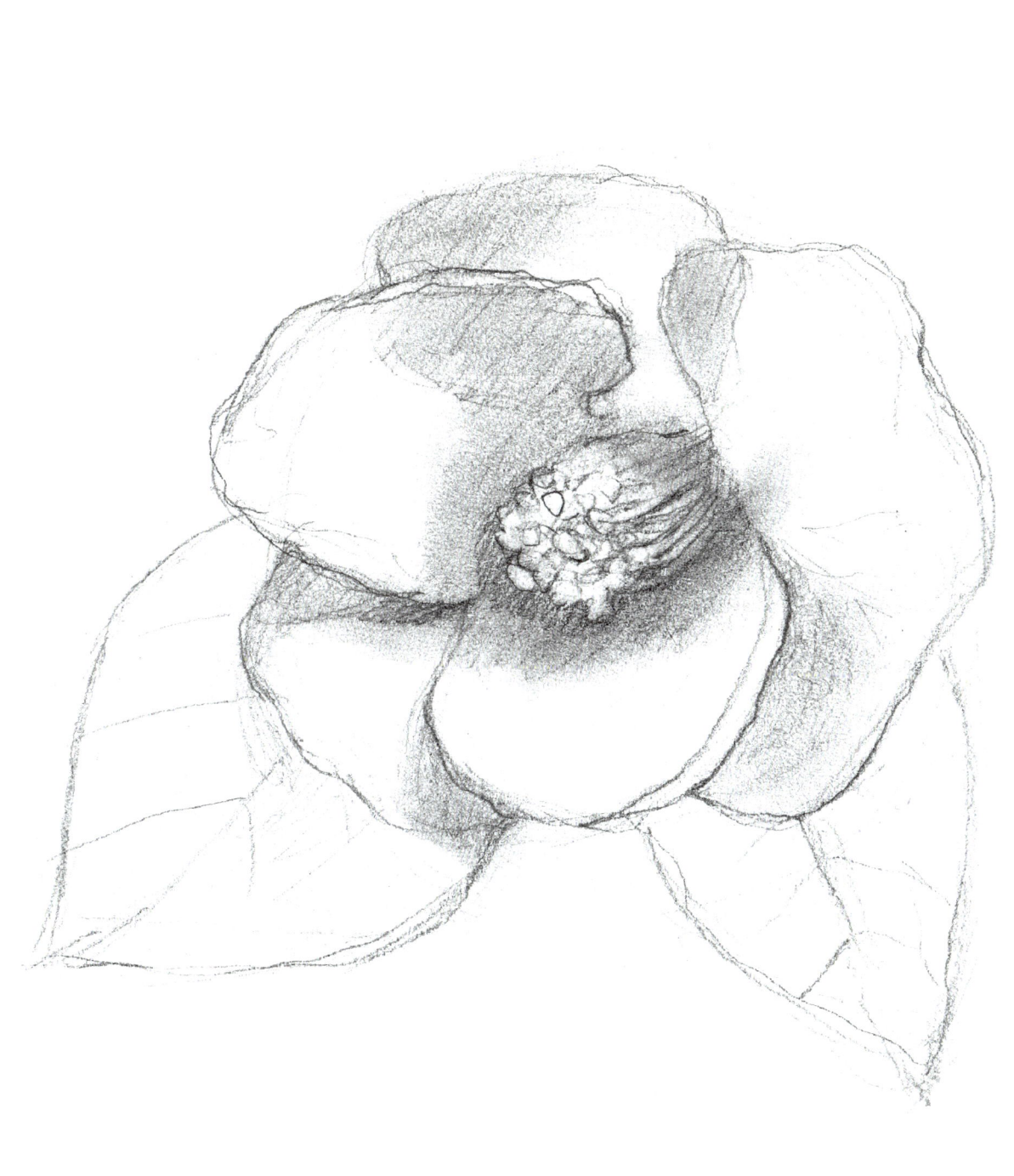

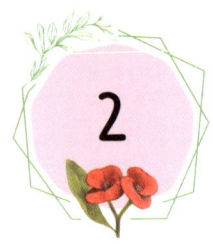

작약

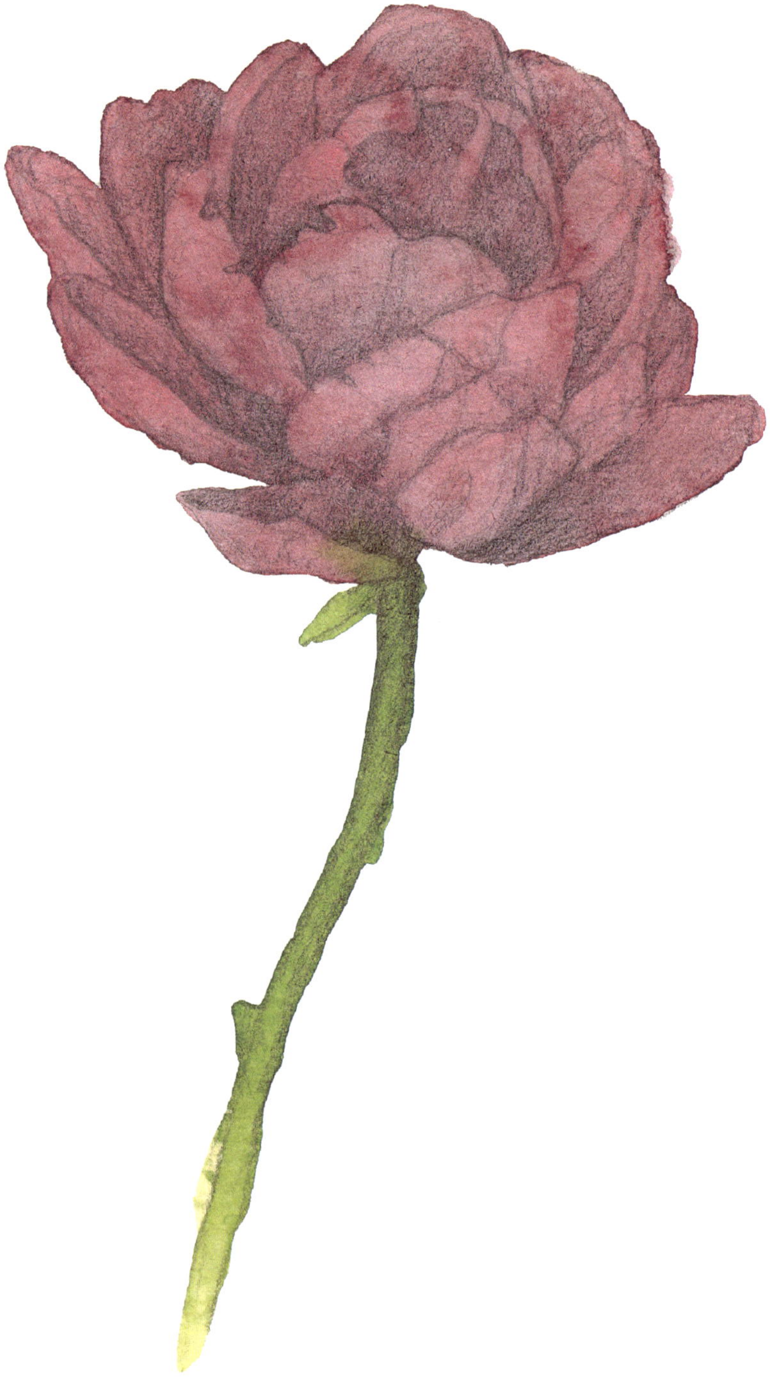

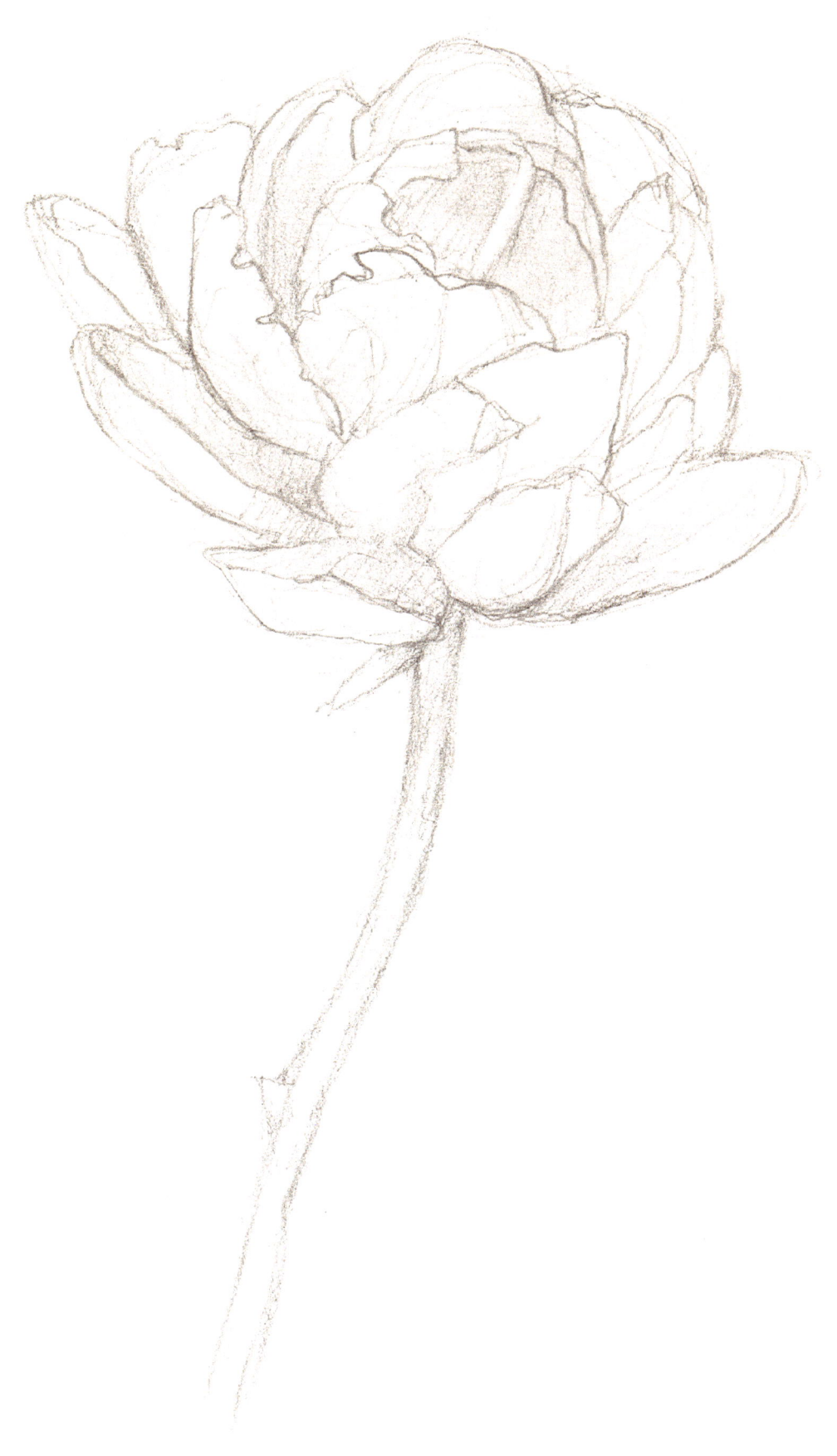

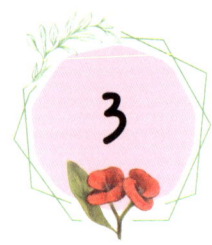
3 수선화

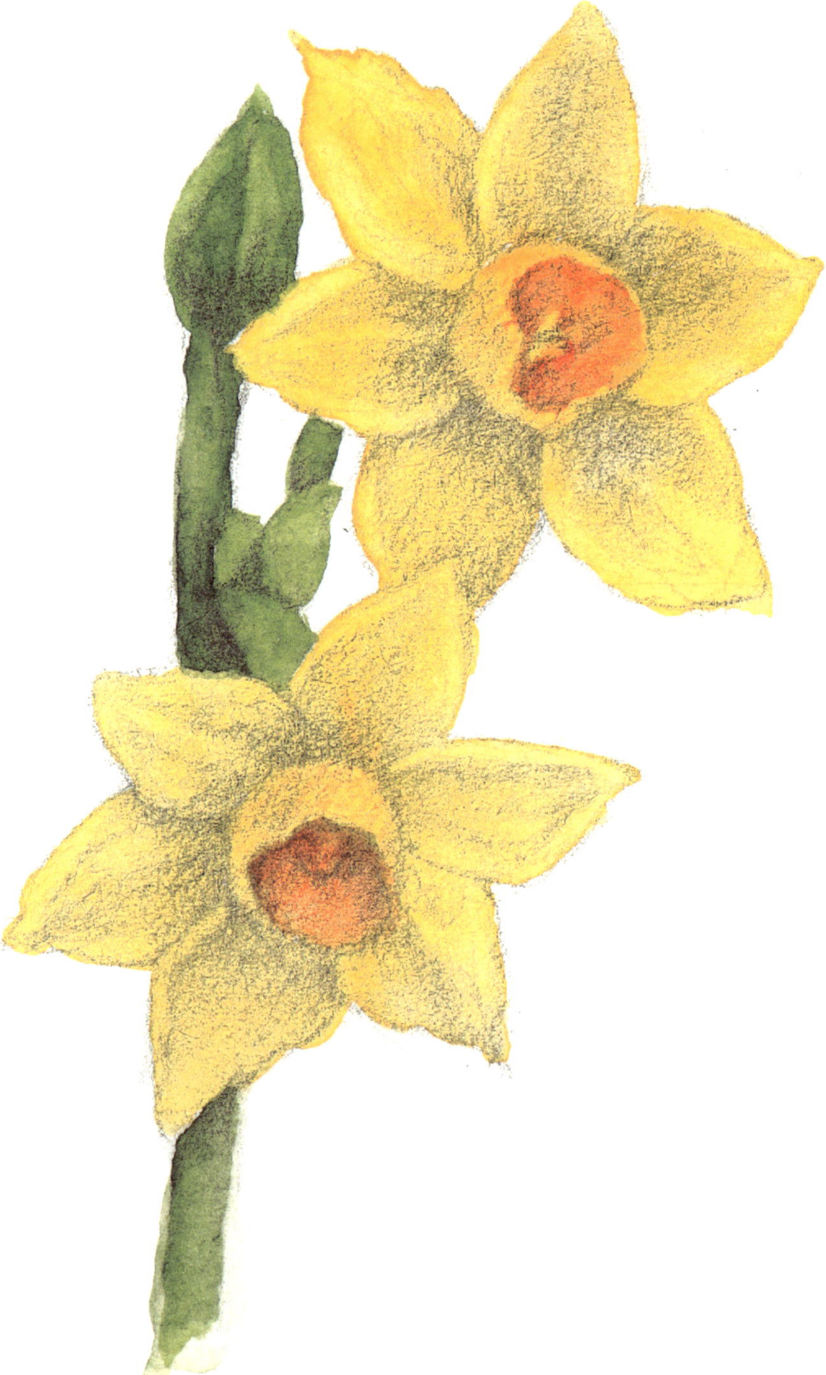

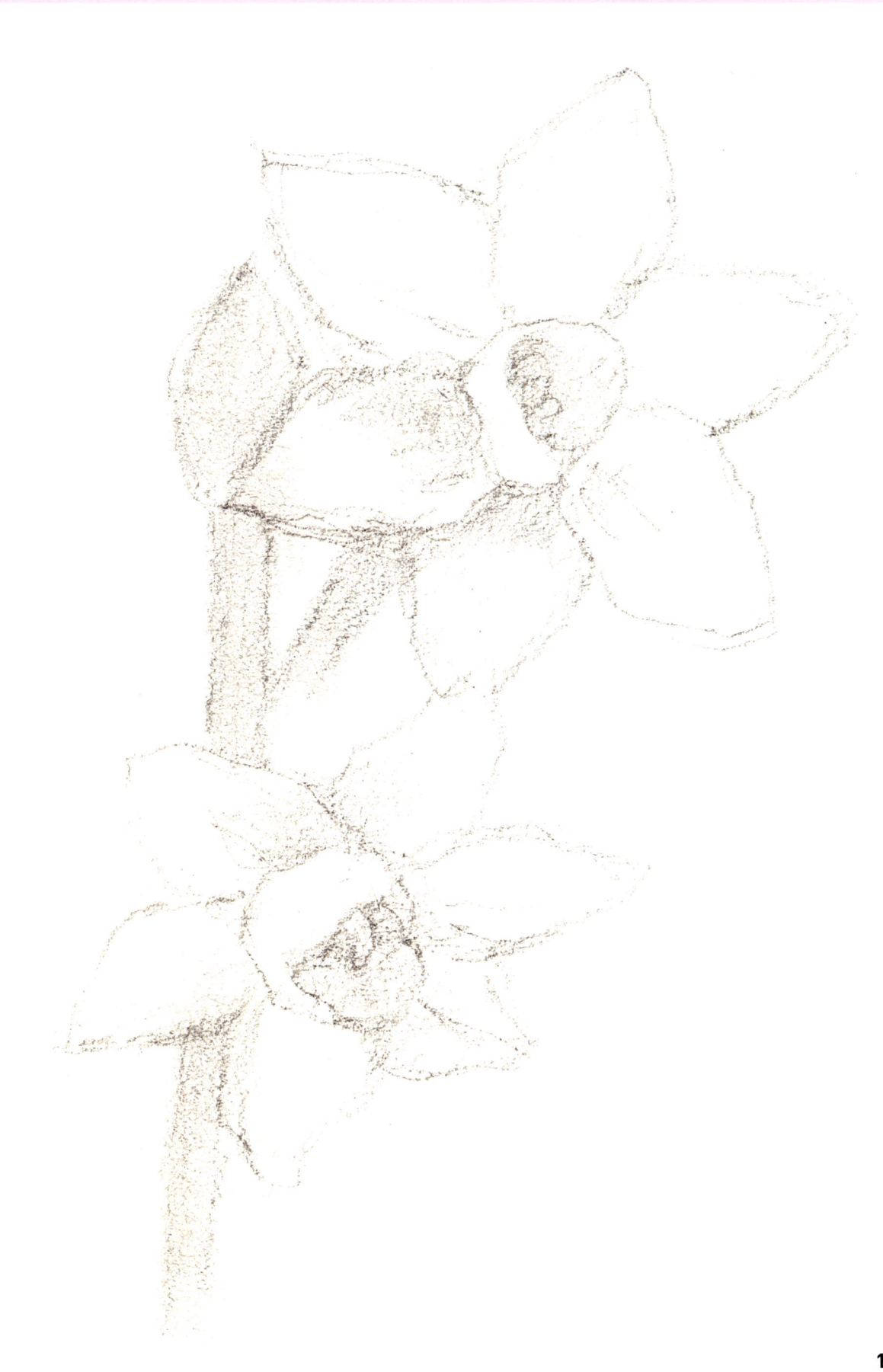

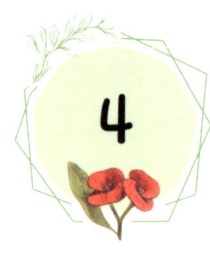

초롱꽃

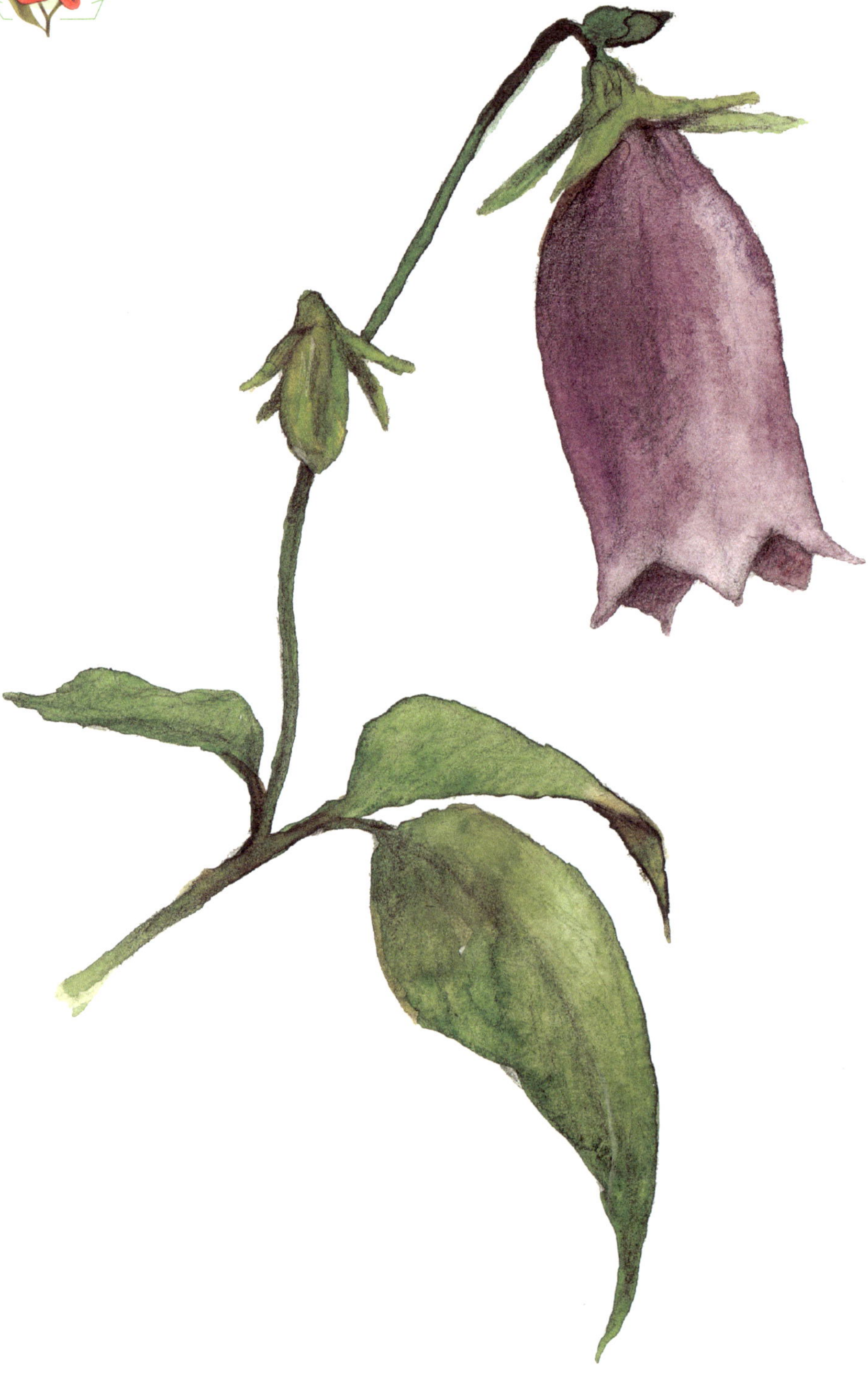

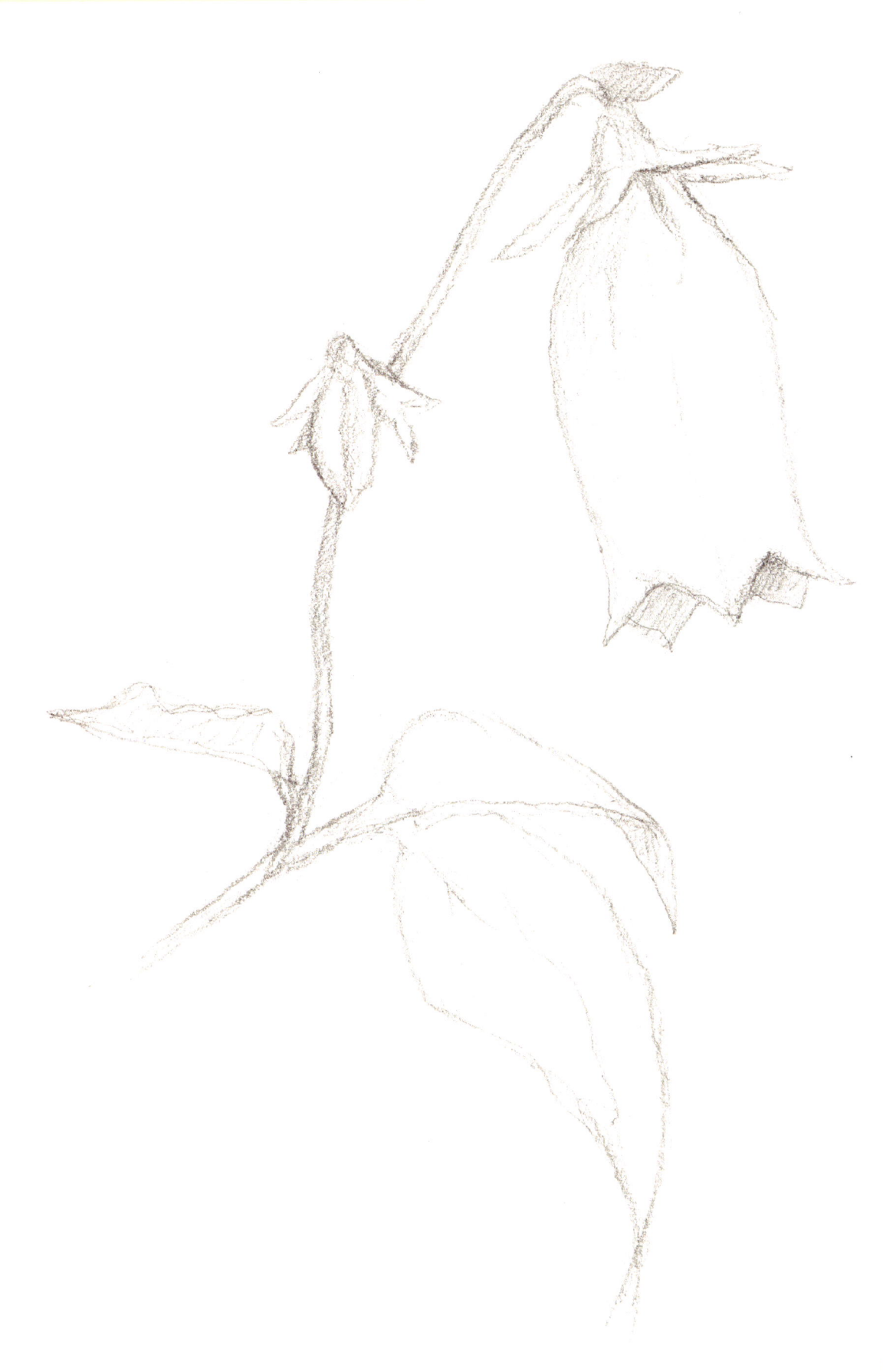

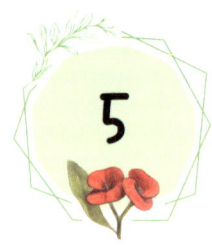 장미

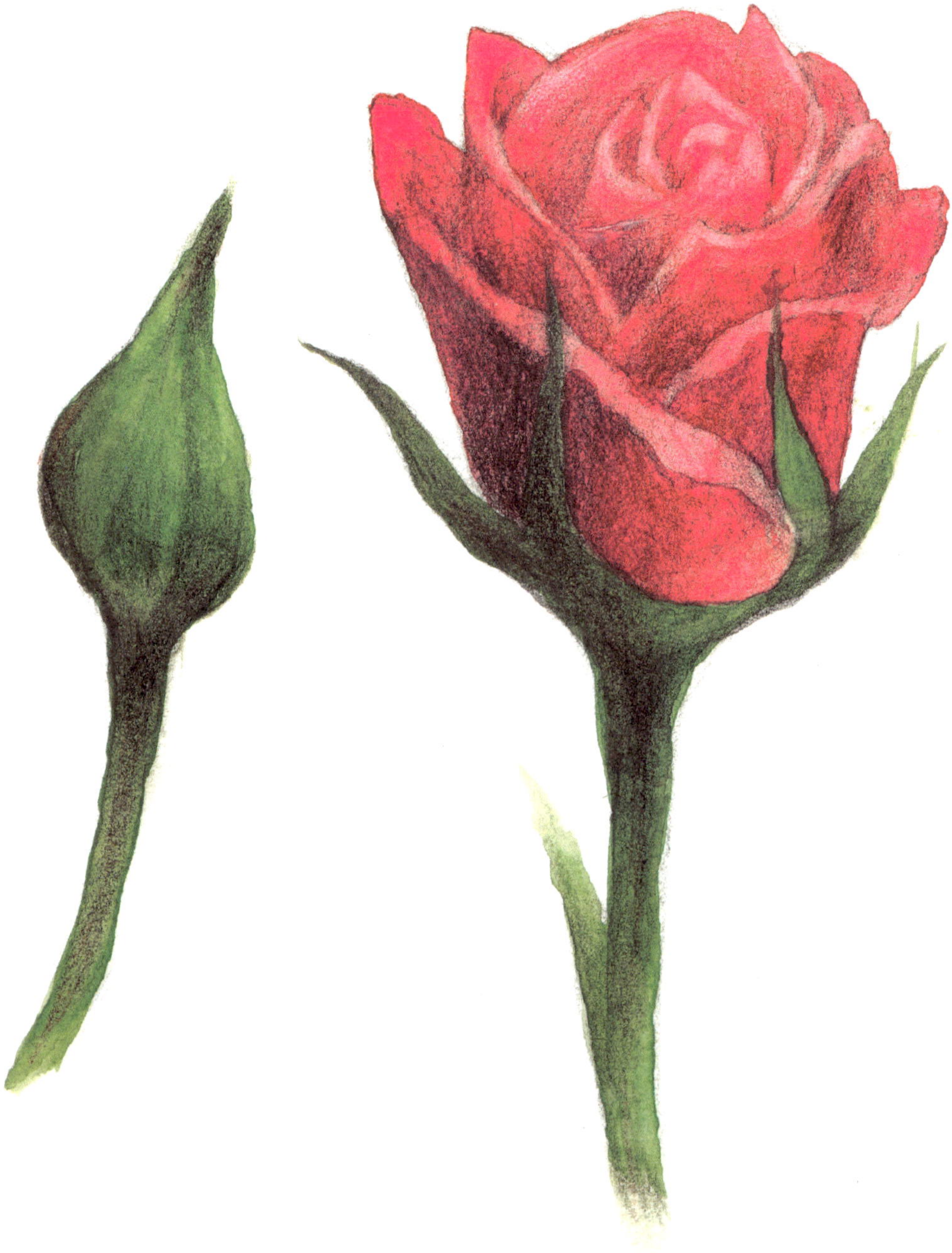

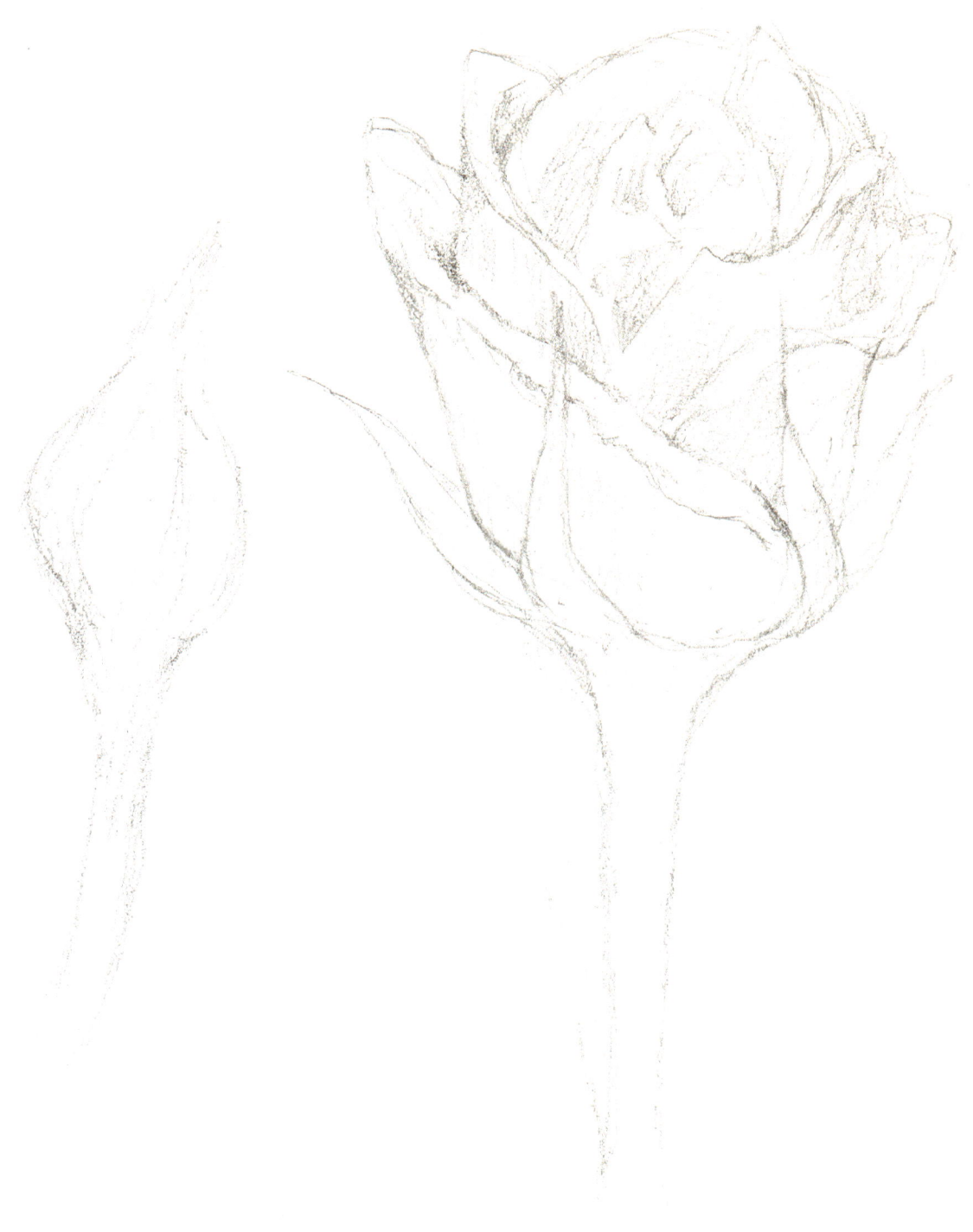

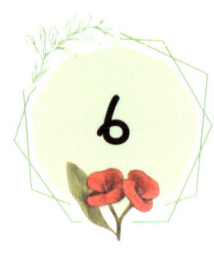 # 꽃기린

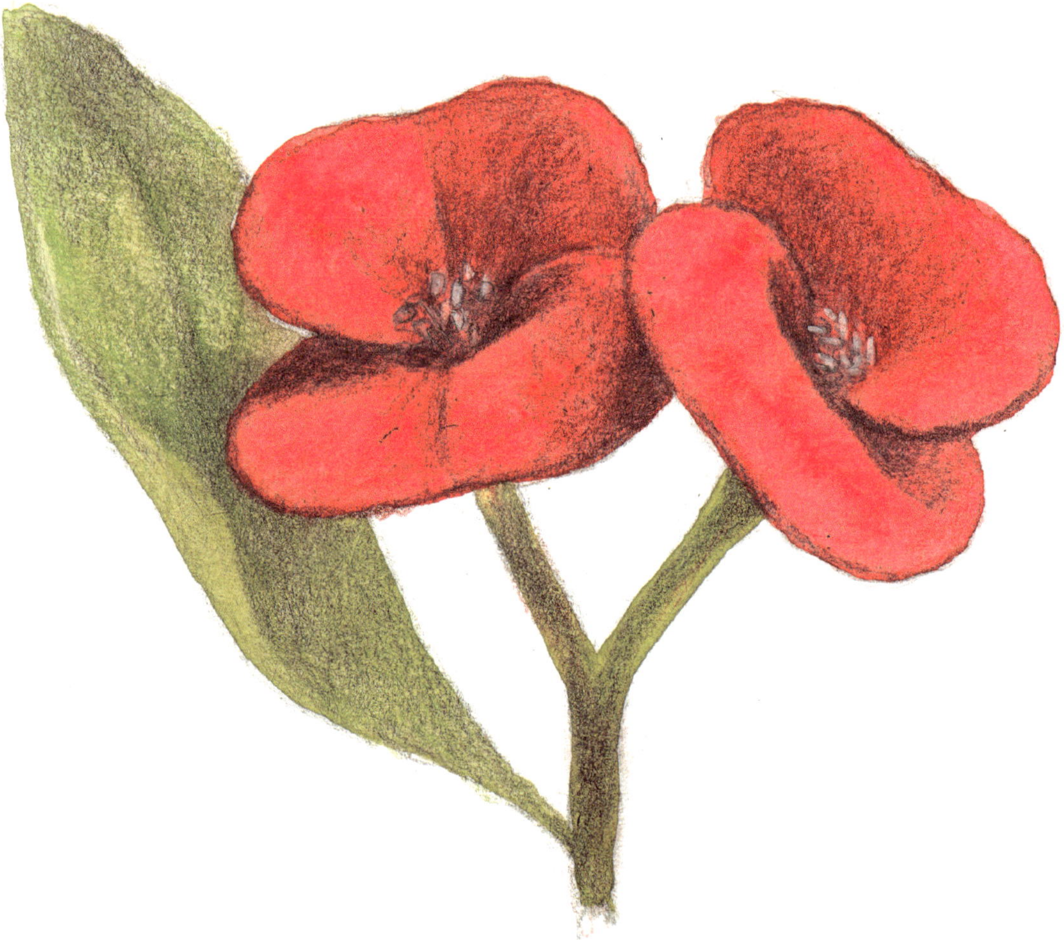

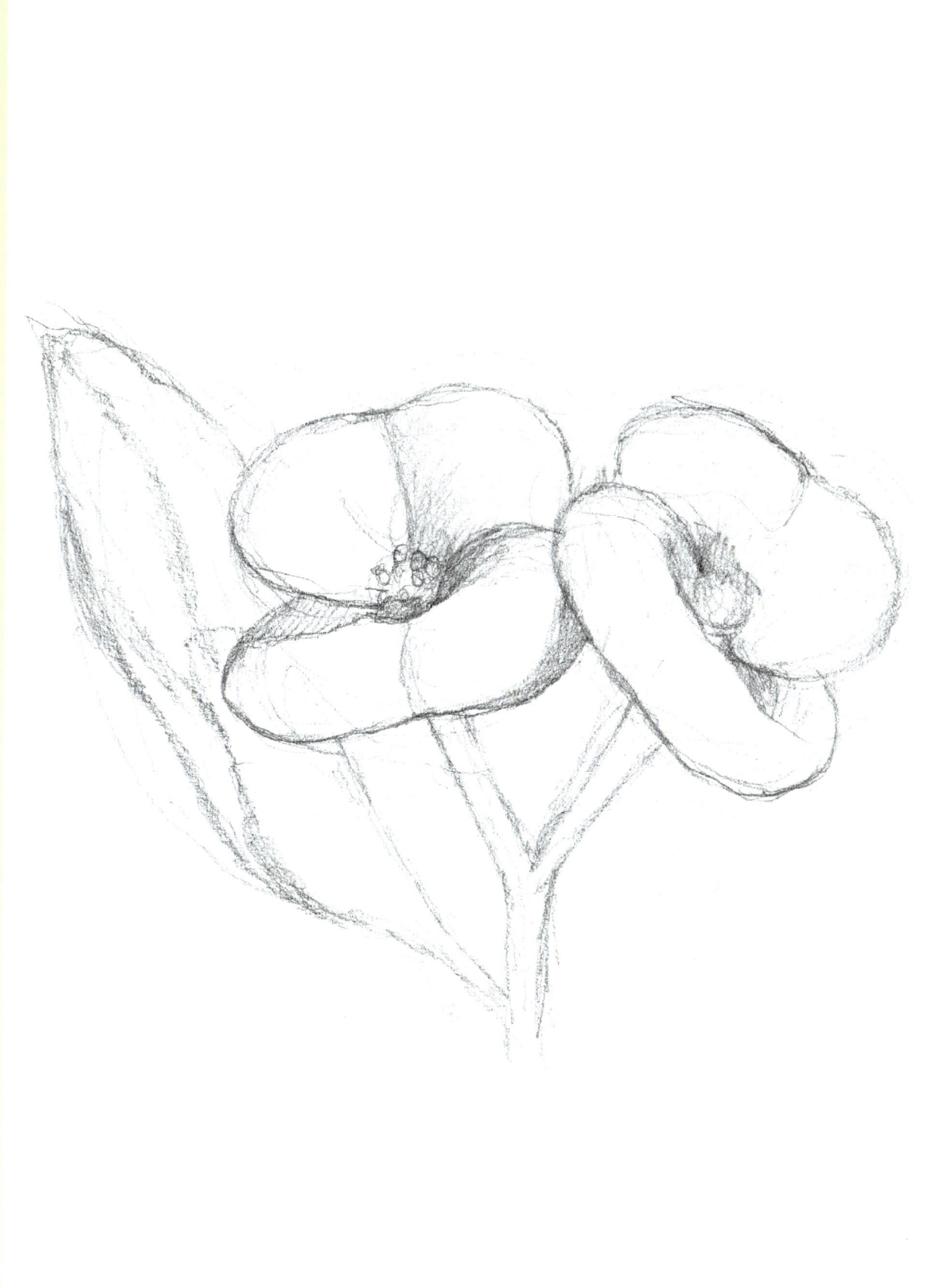

 무궁화

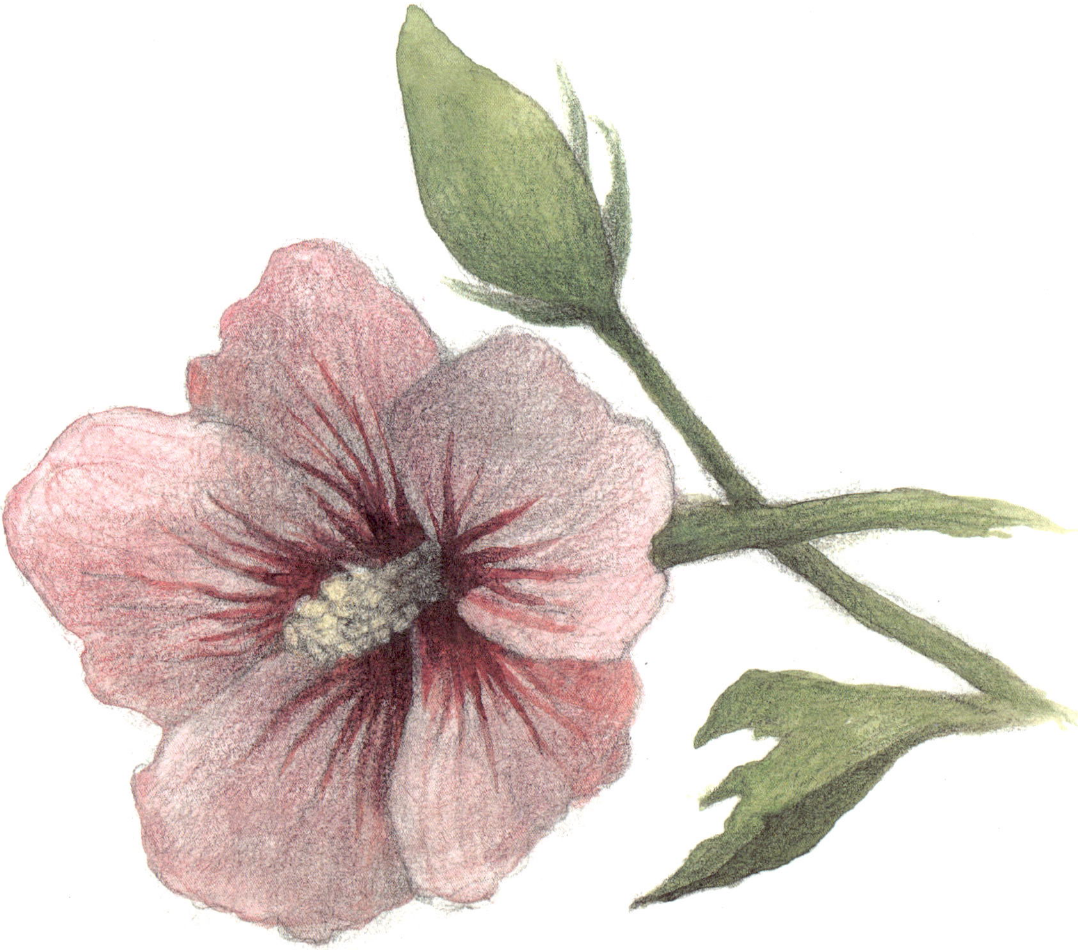

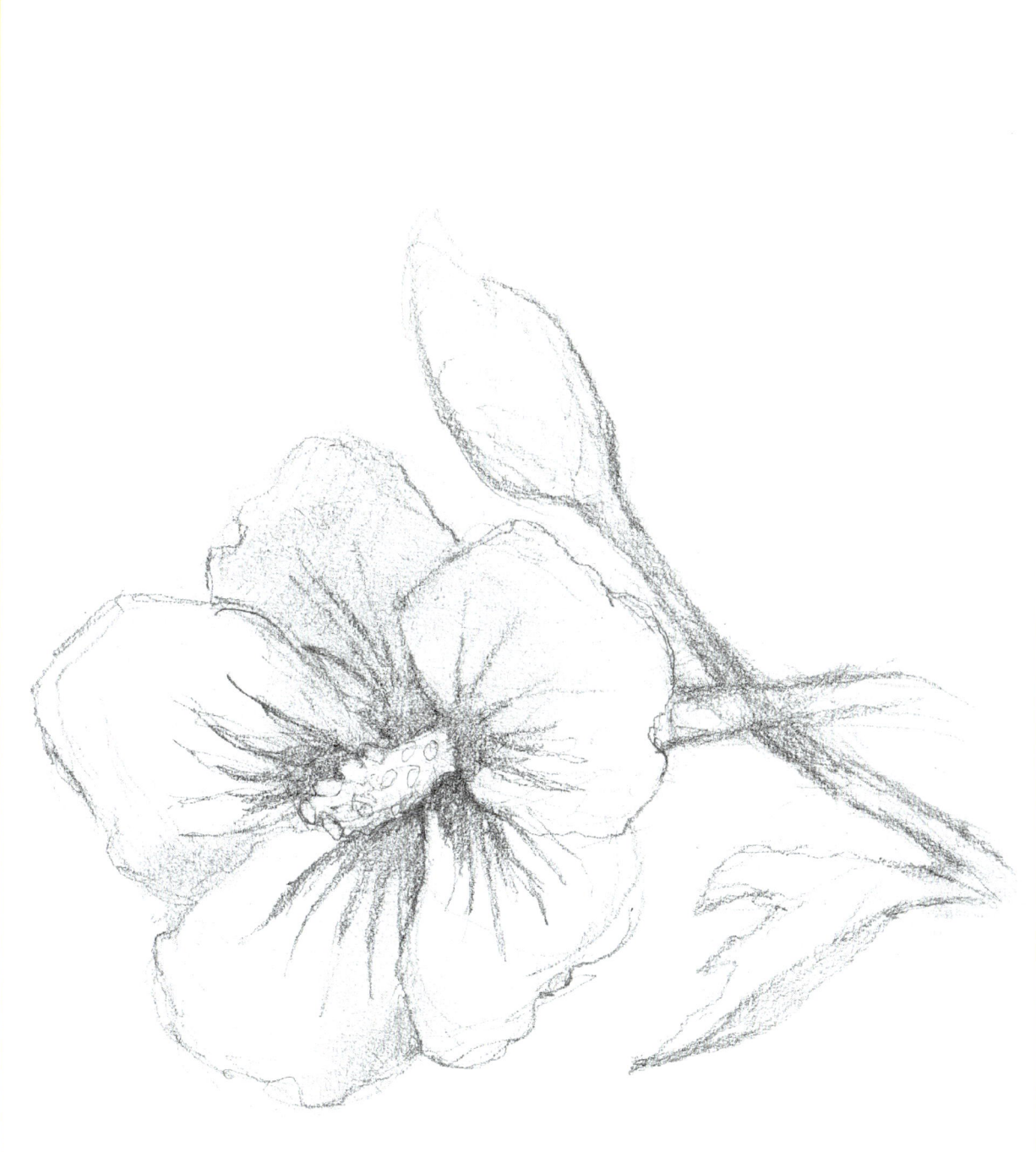

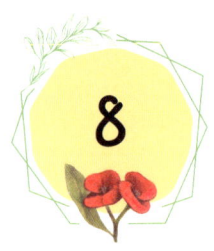

개나리

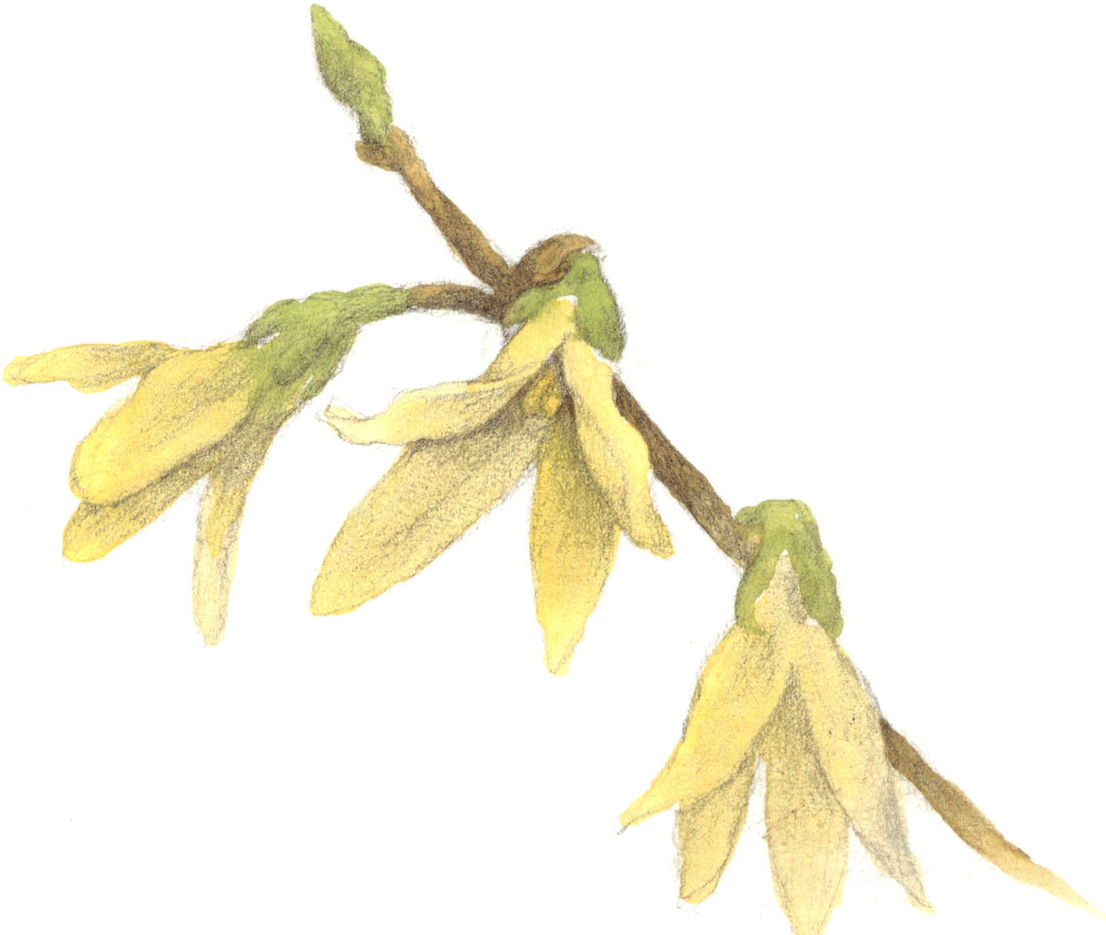

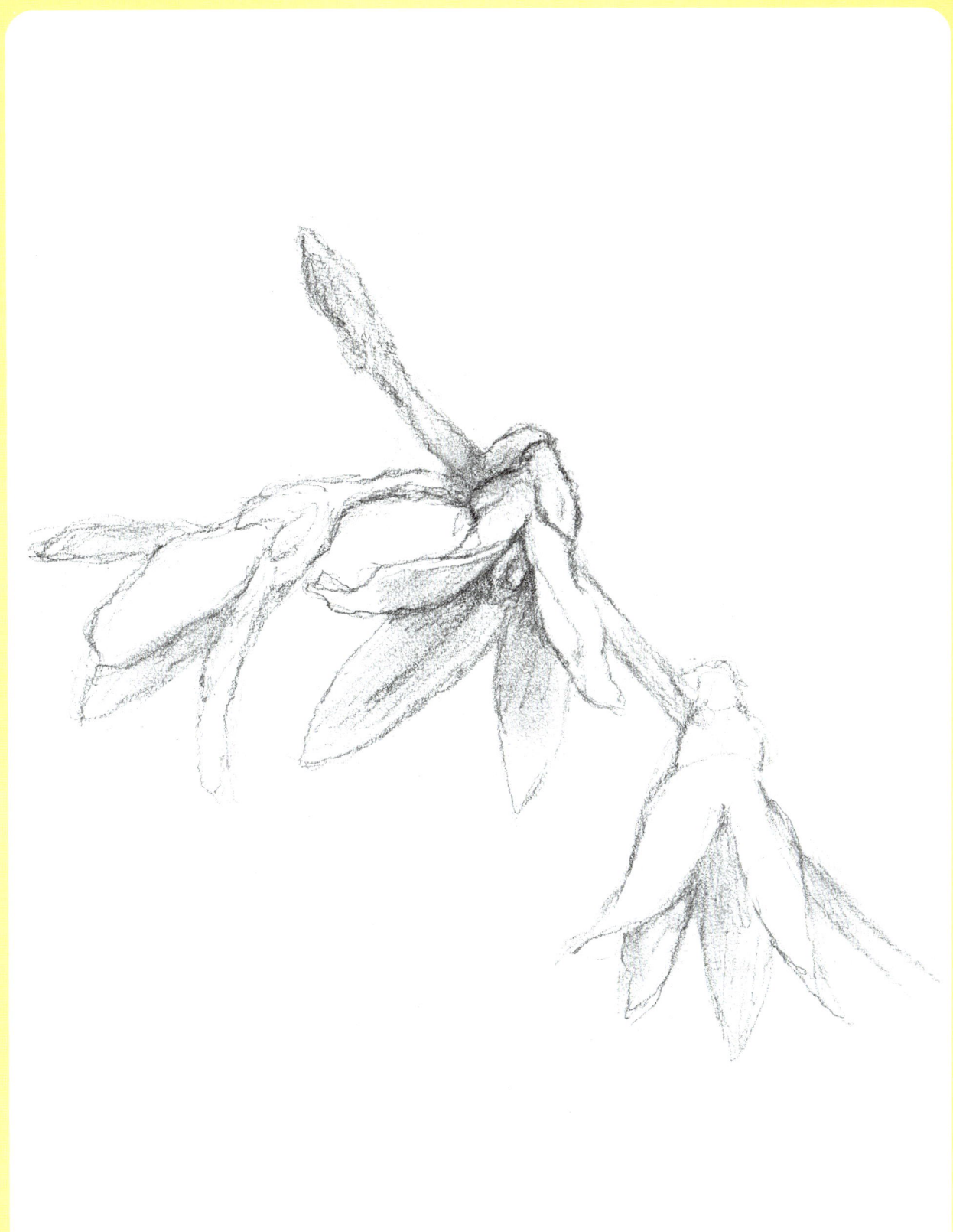

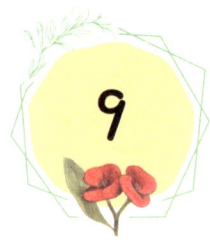 9 튤립

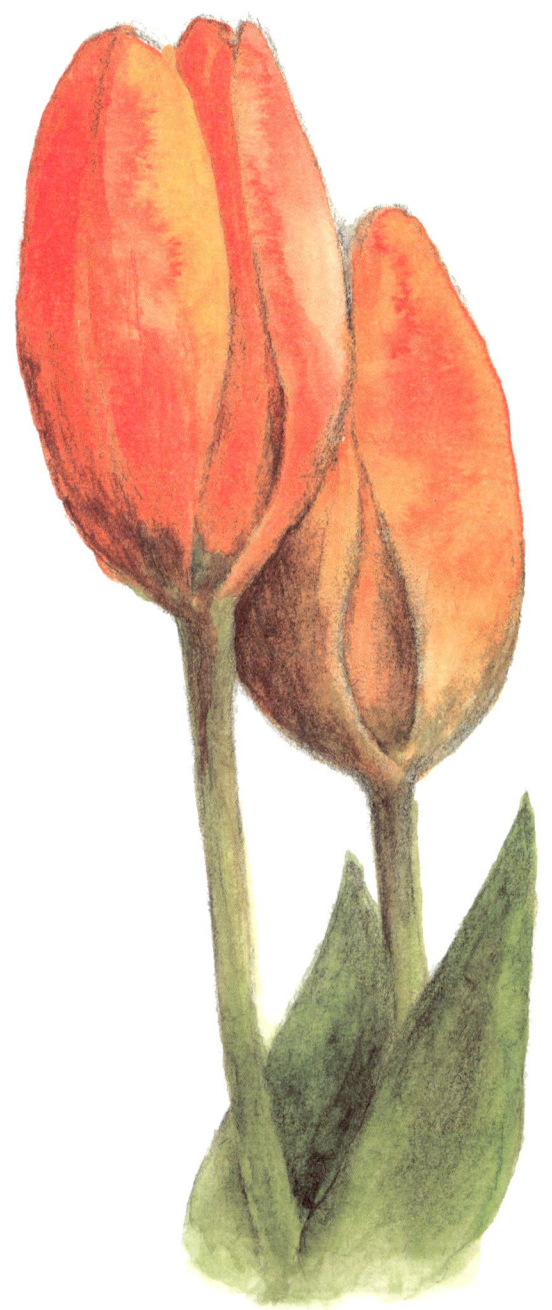

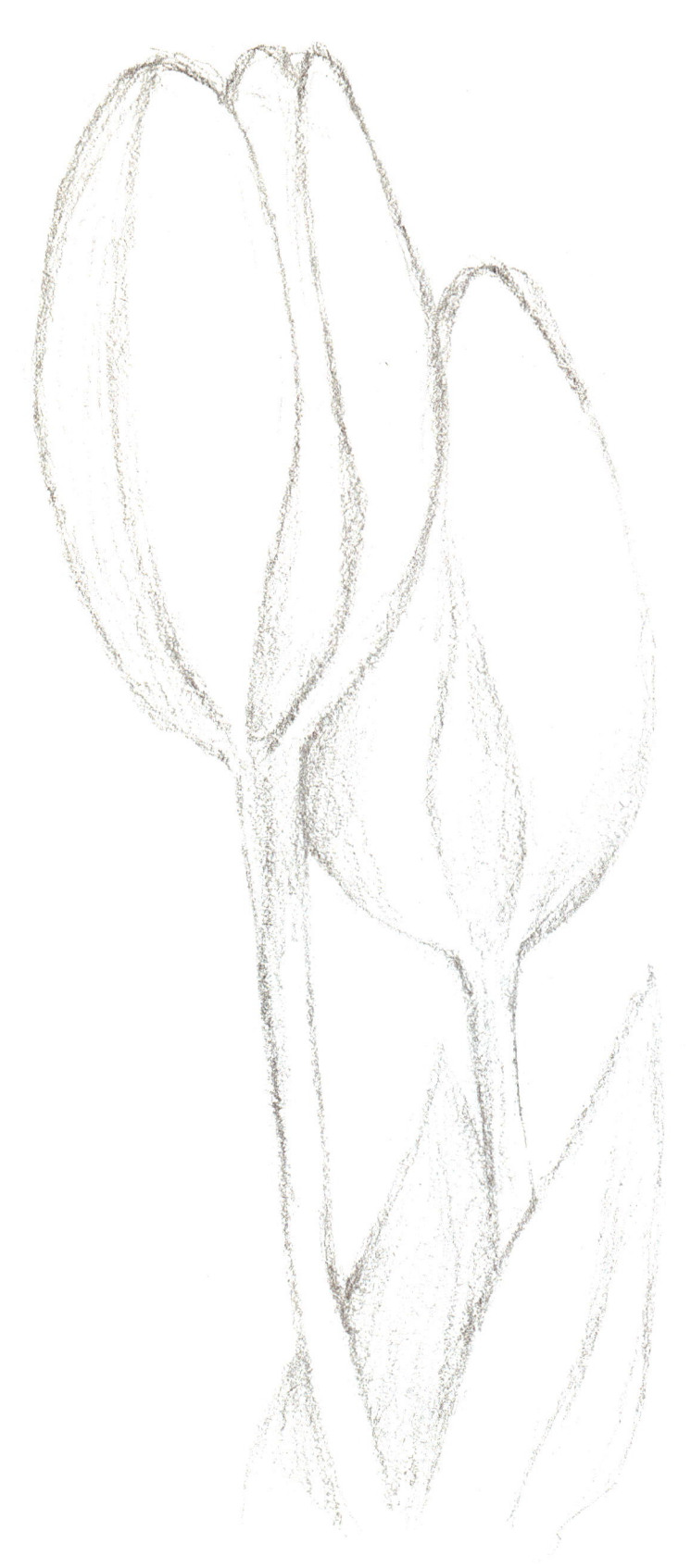

해바라기

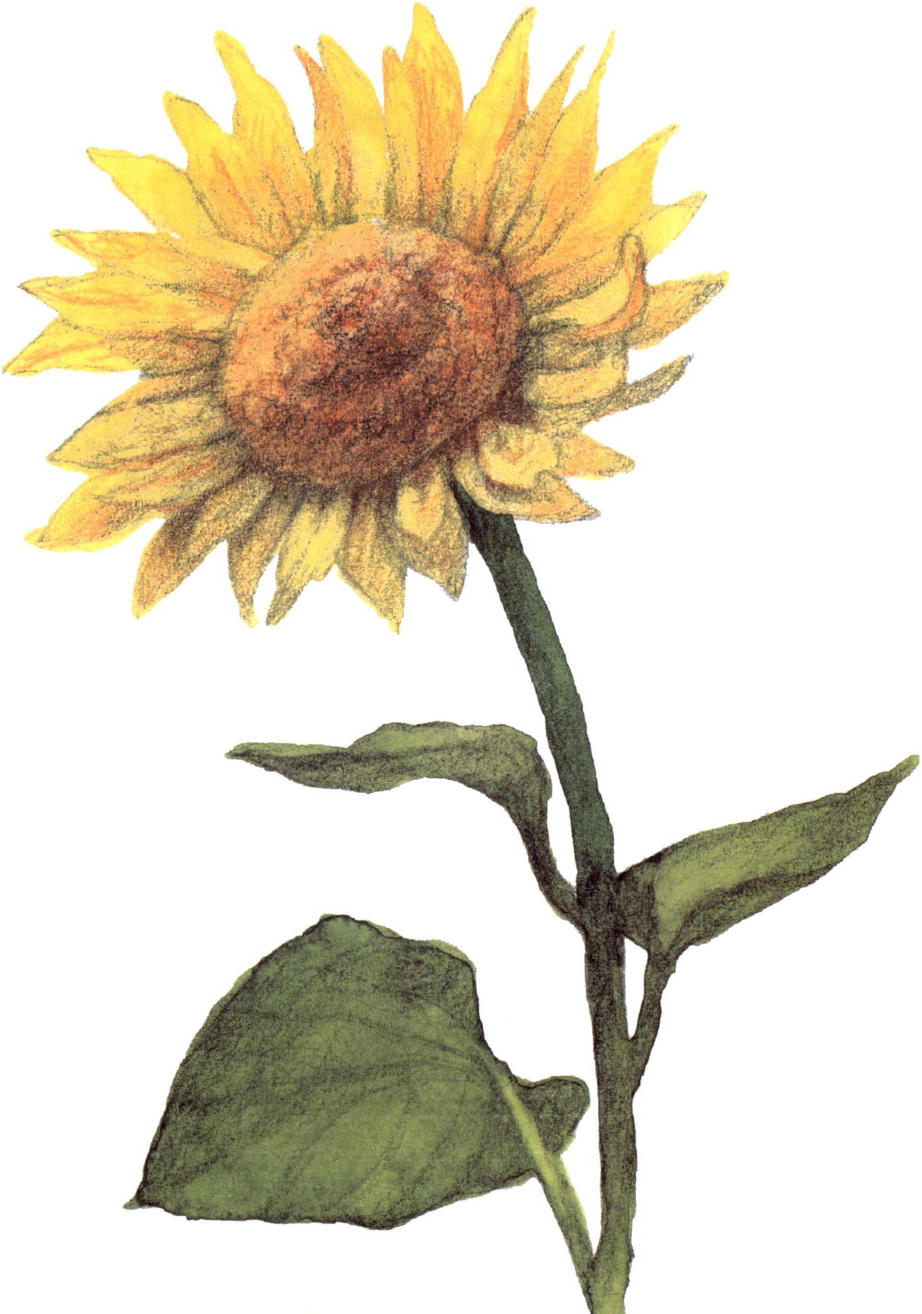

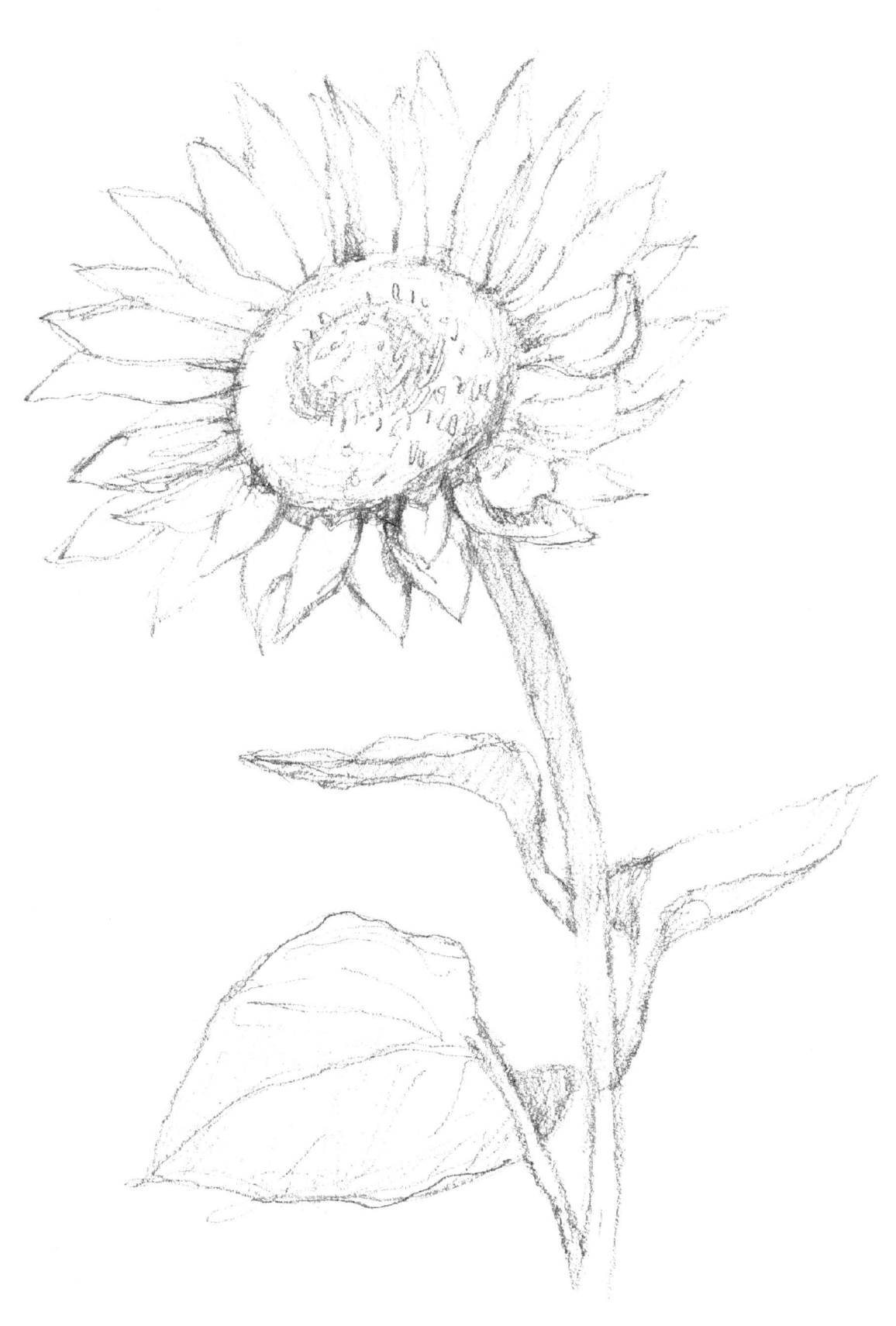

11 카네이션

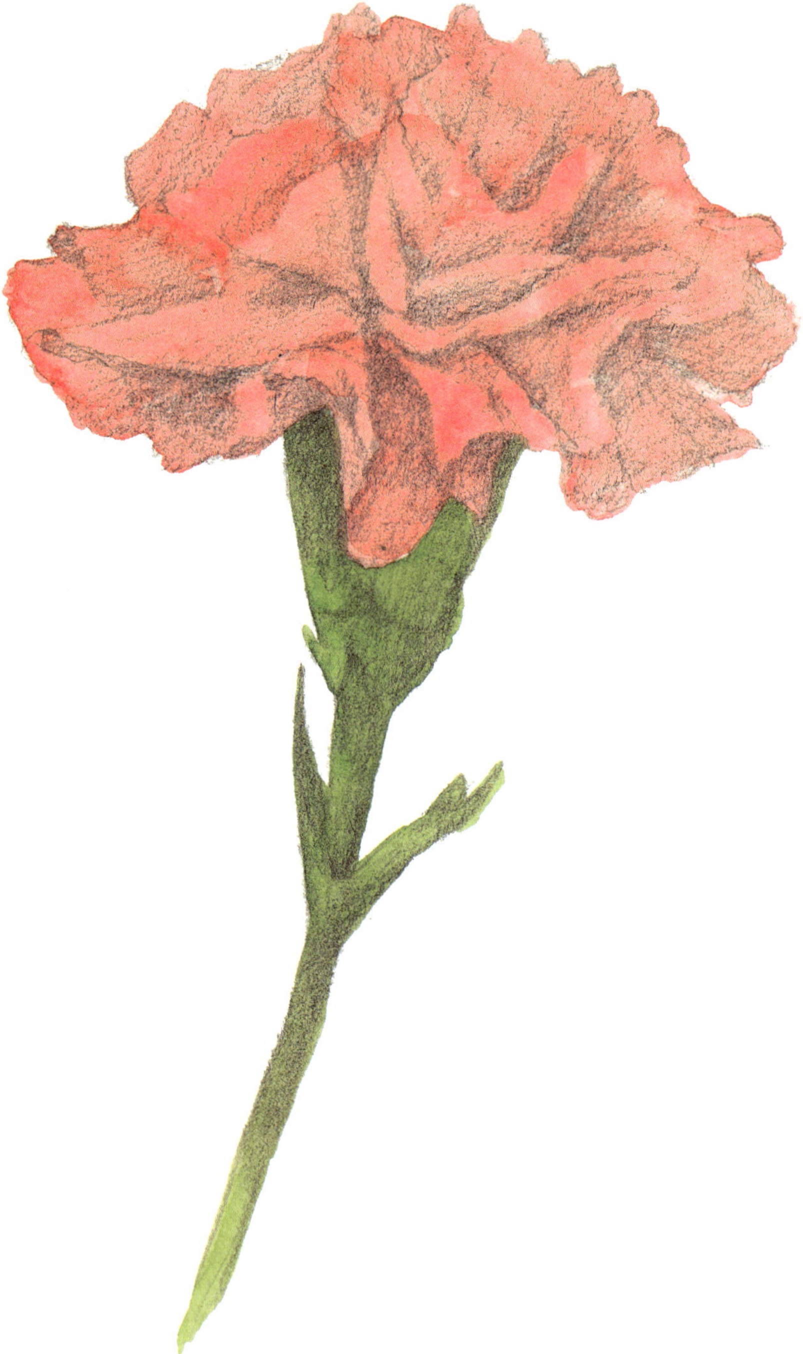

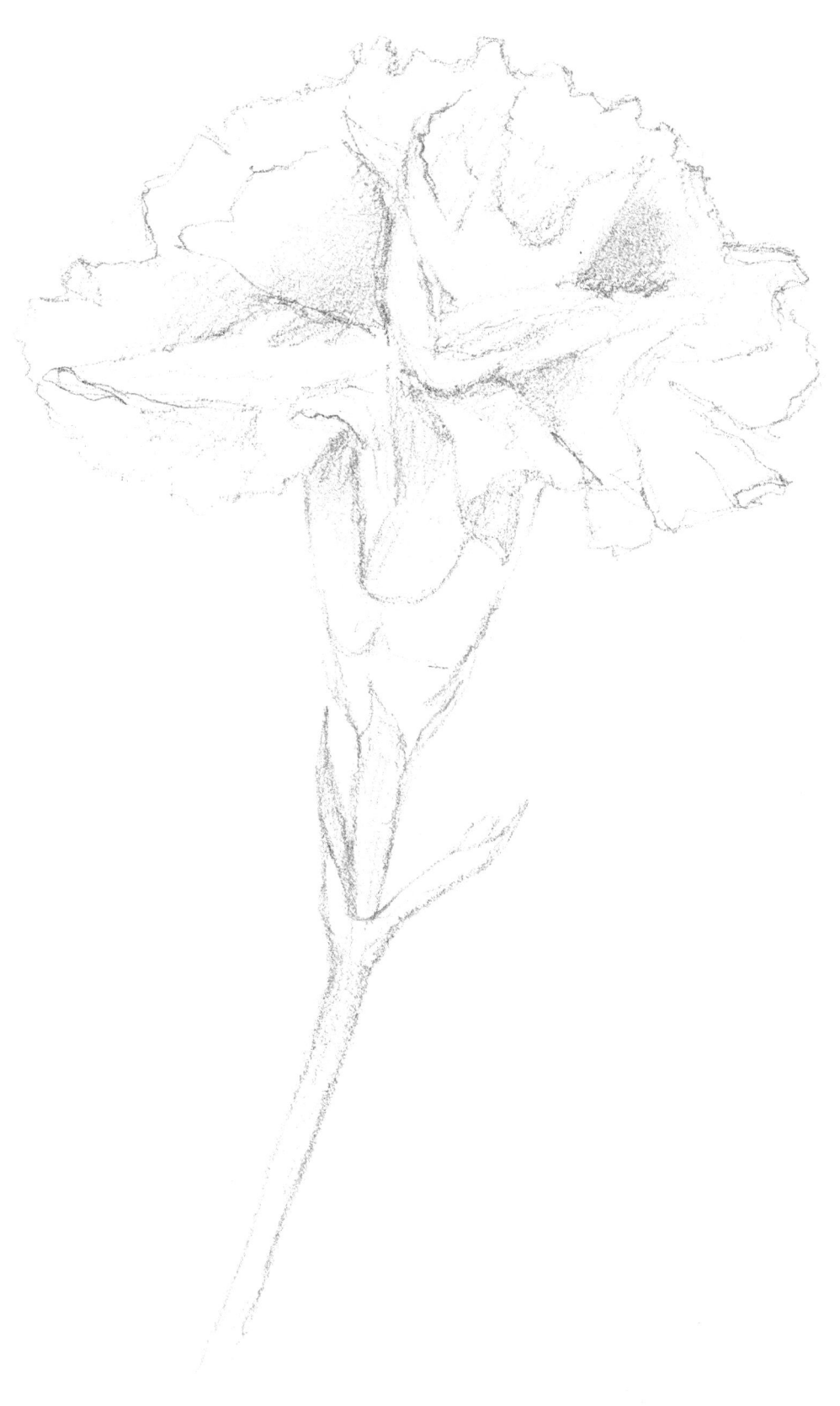

호박꽃

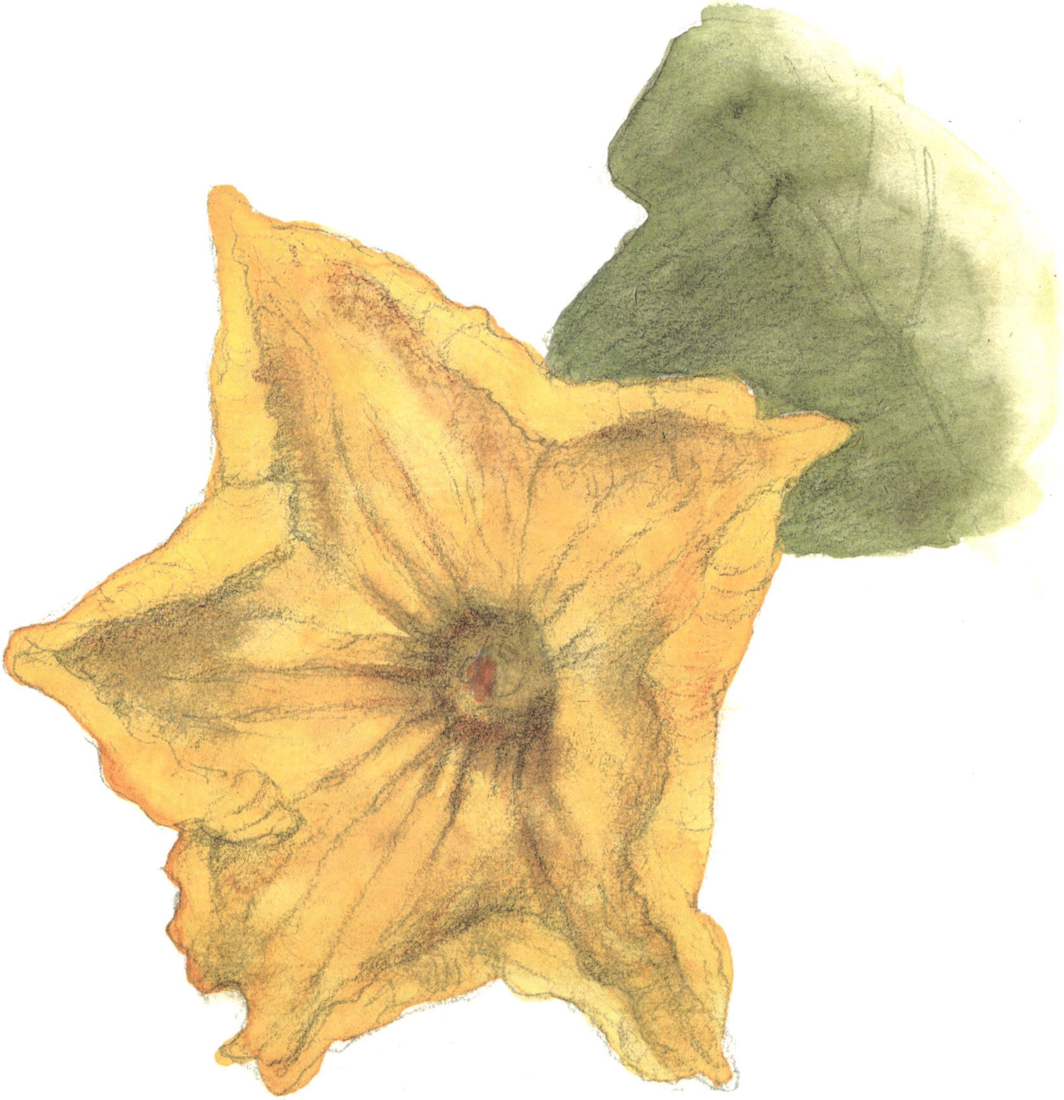

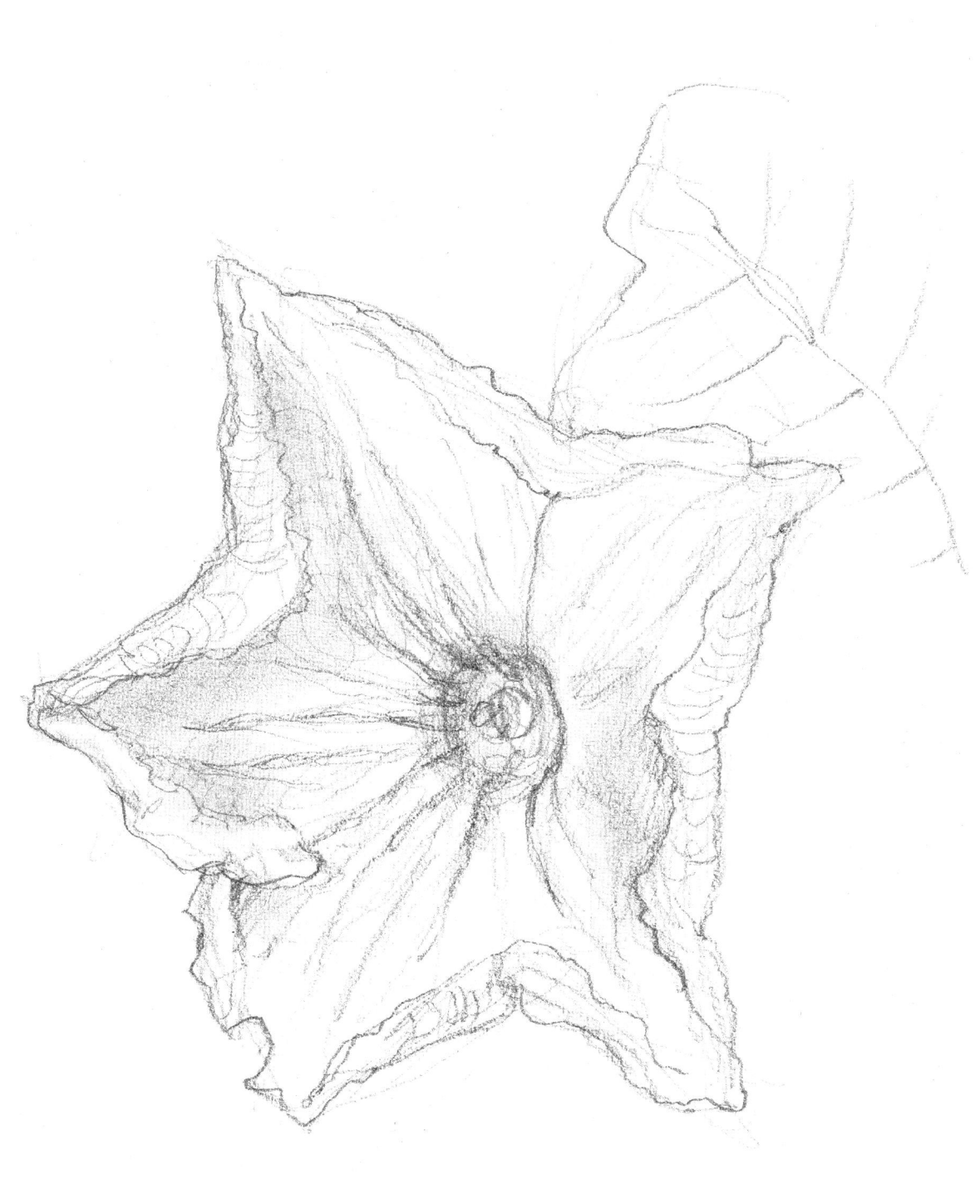

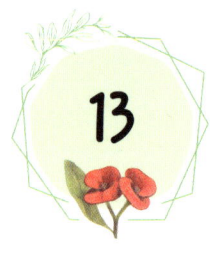 수선화

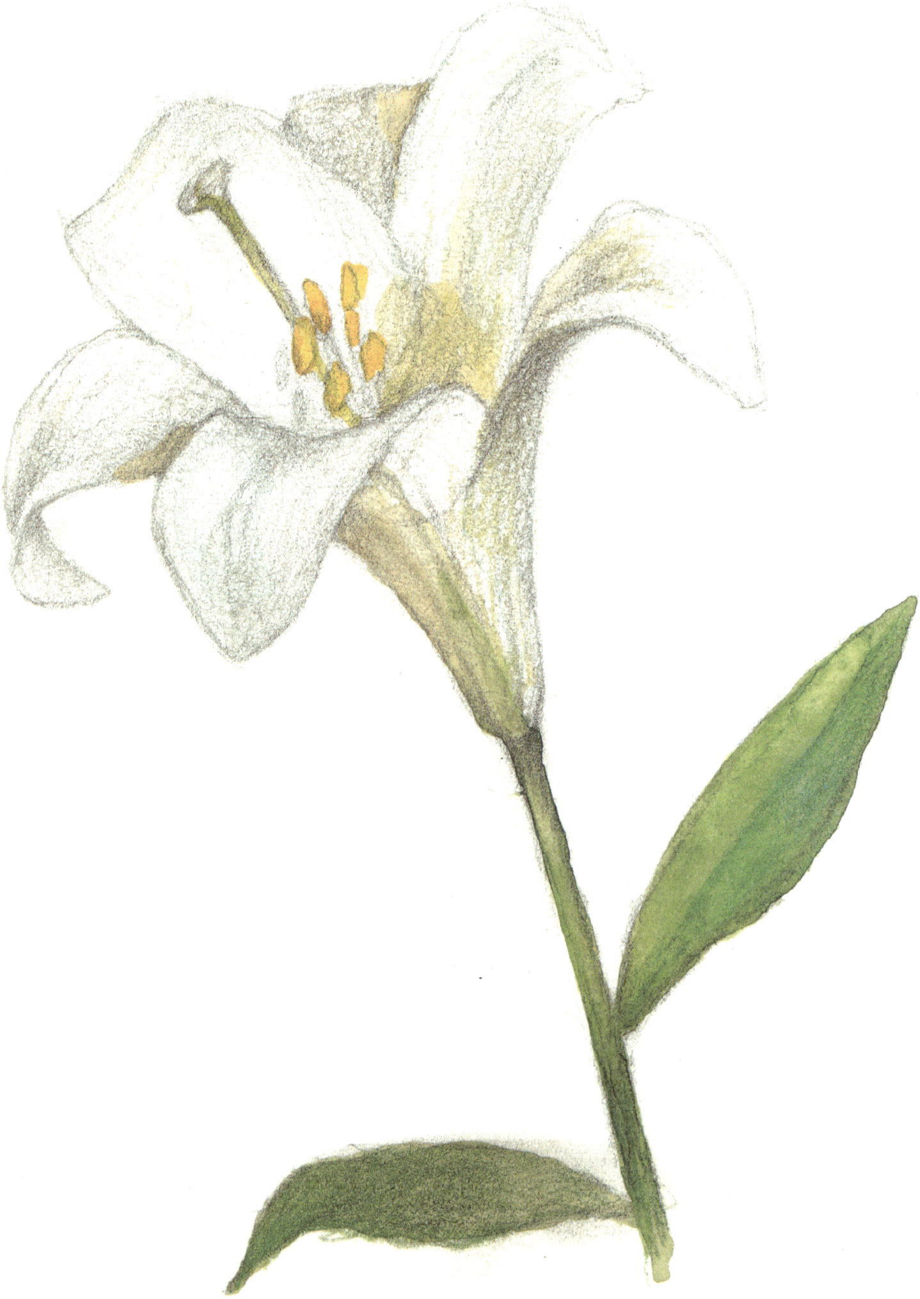

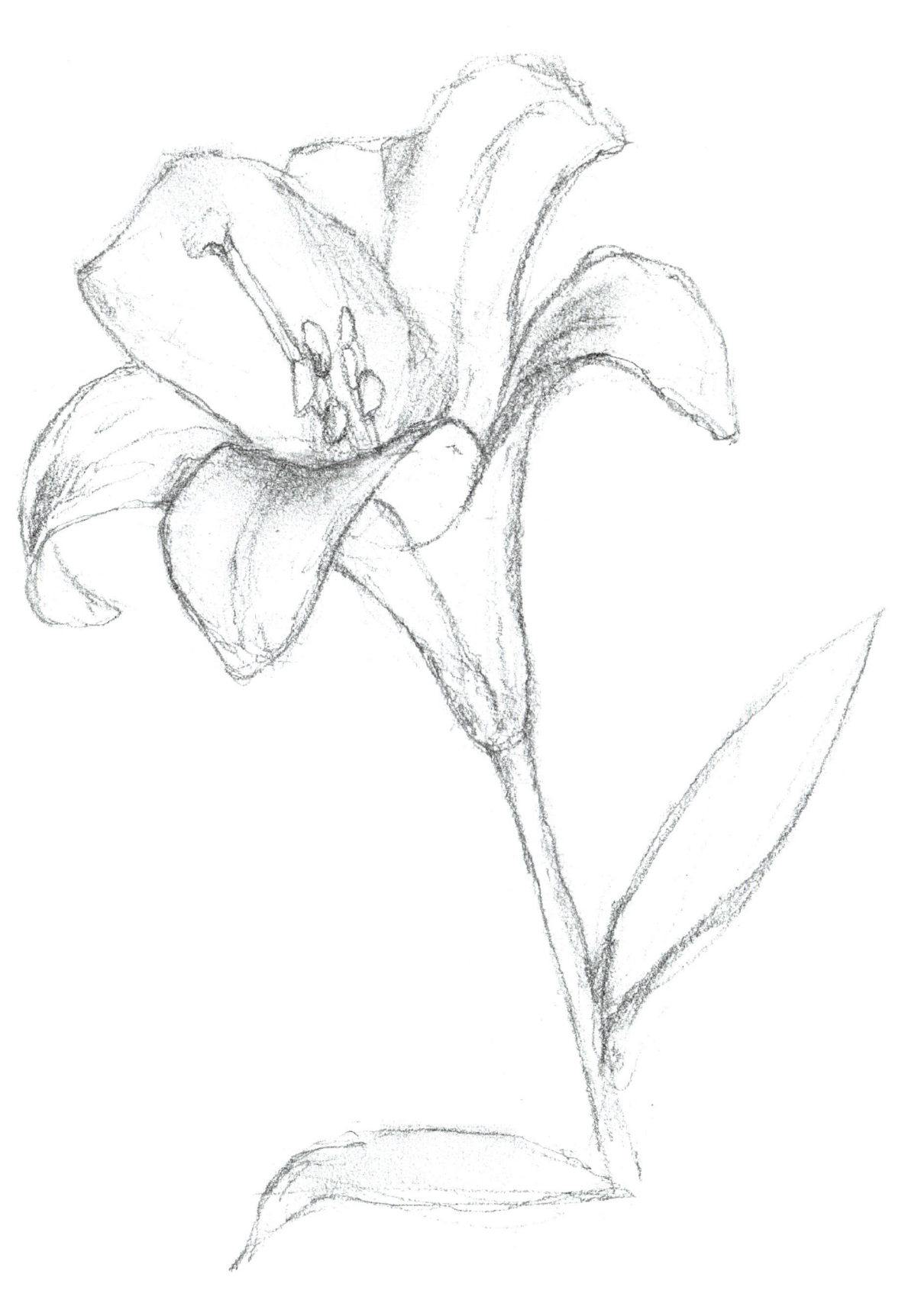

14 연꽃

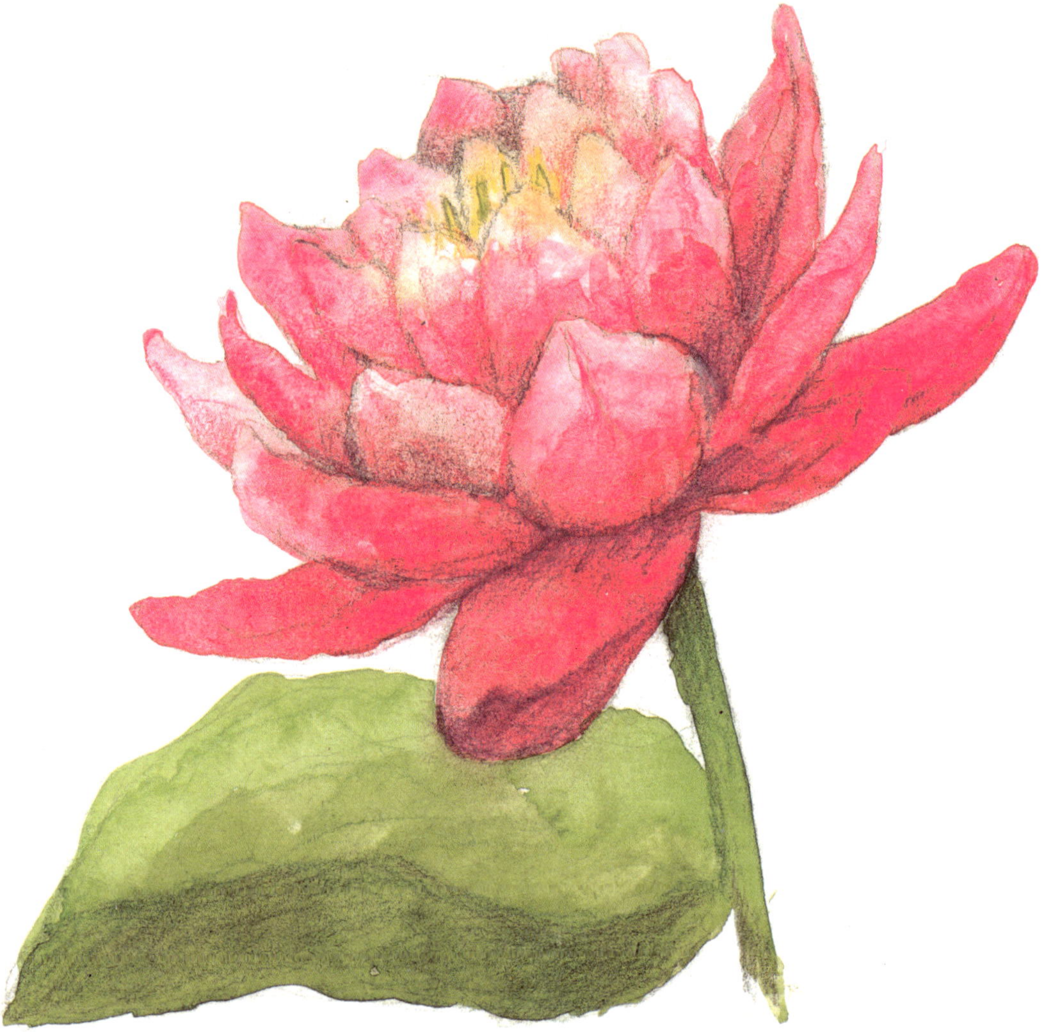

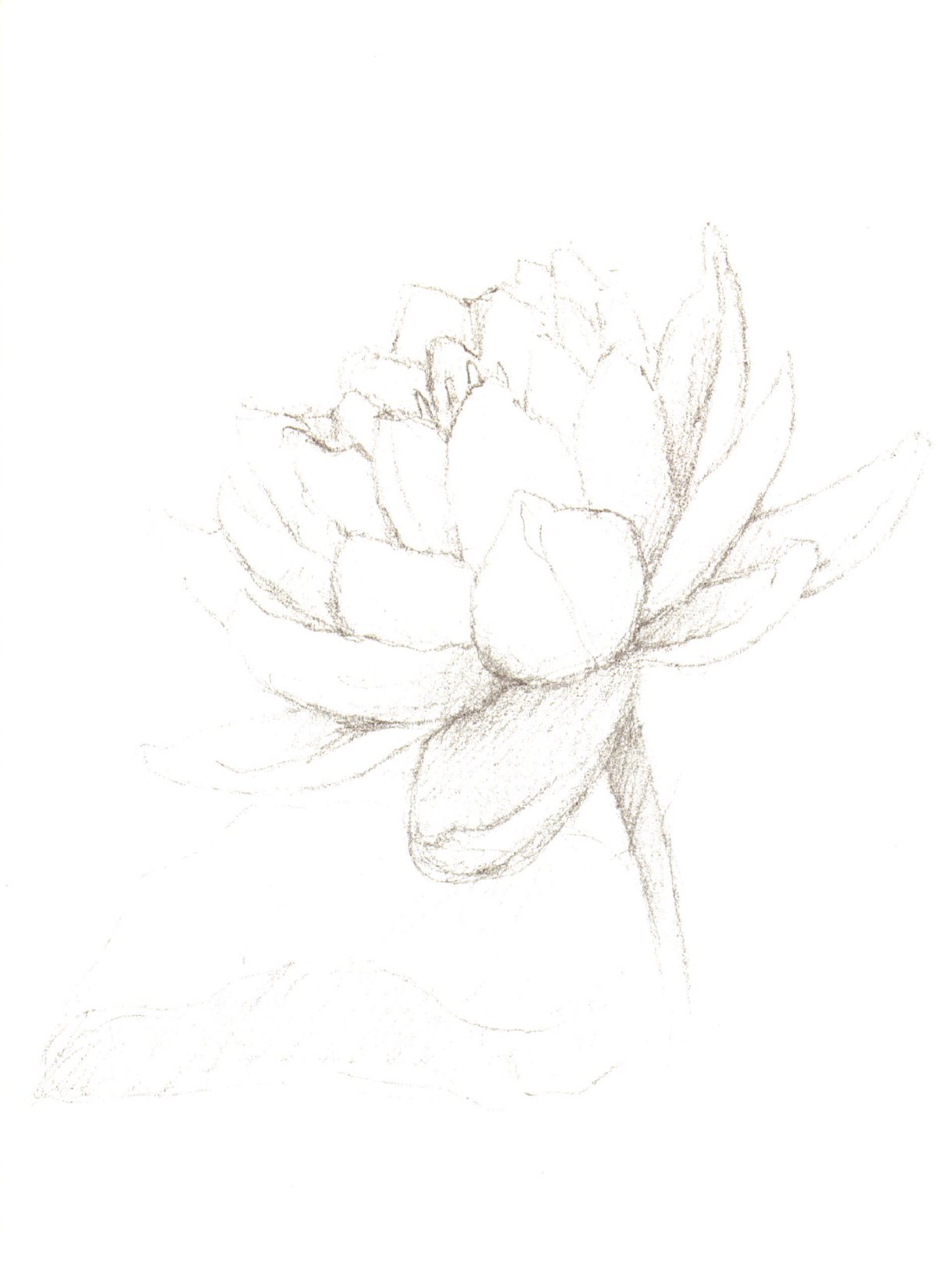

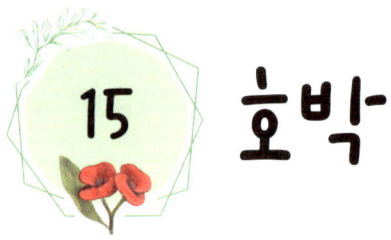

호박

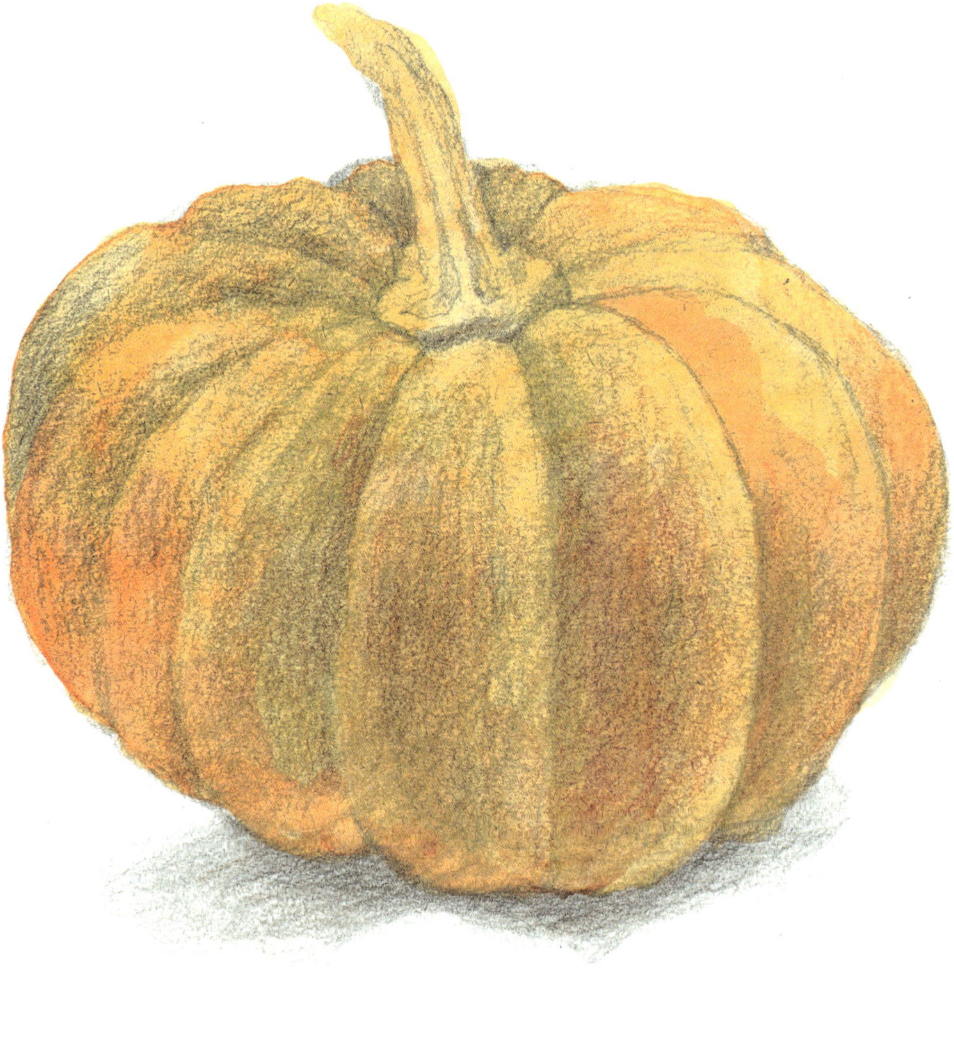

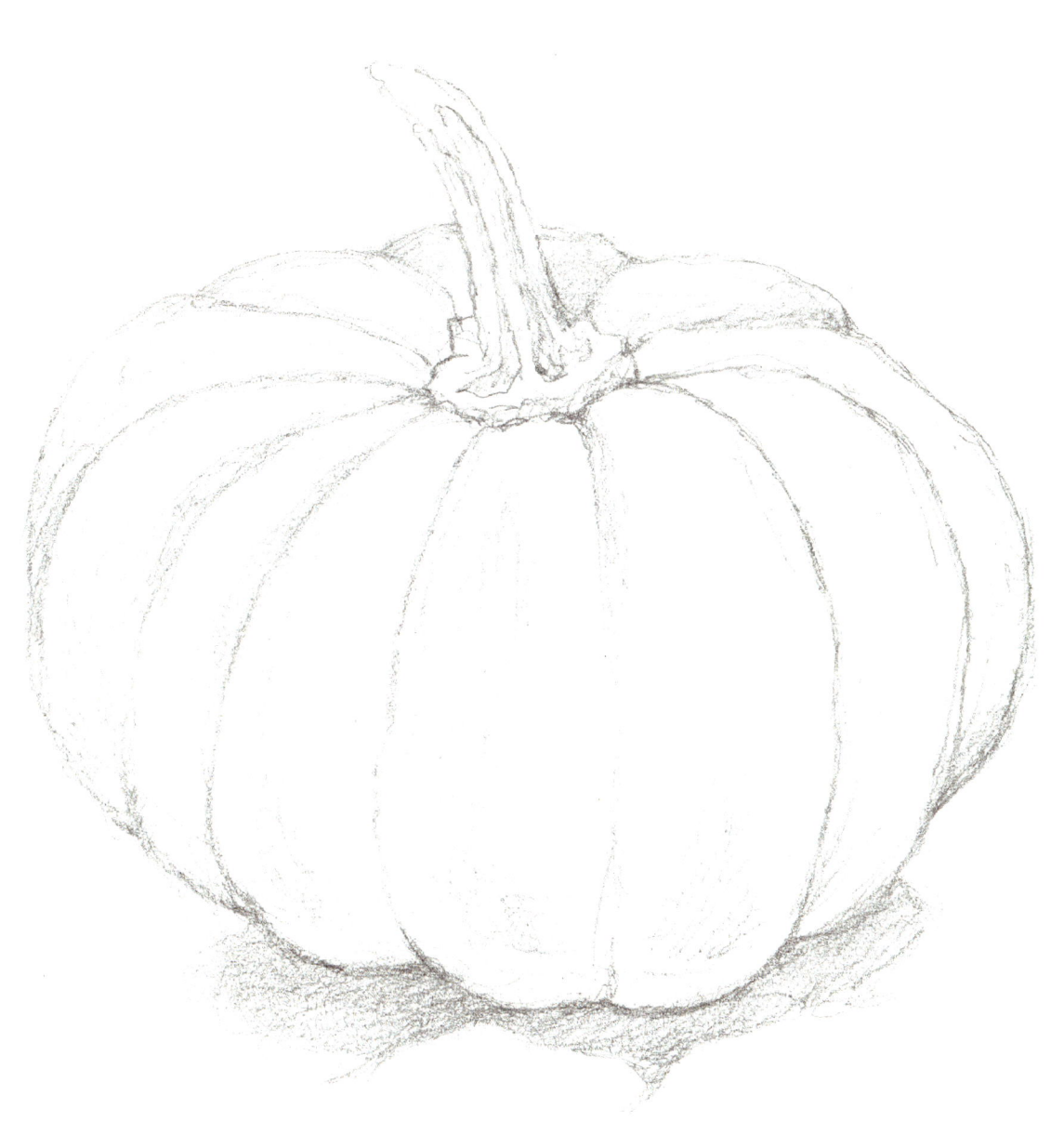

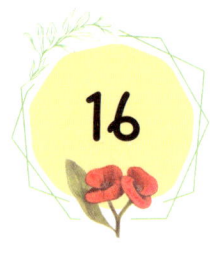 # 무화과

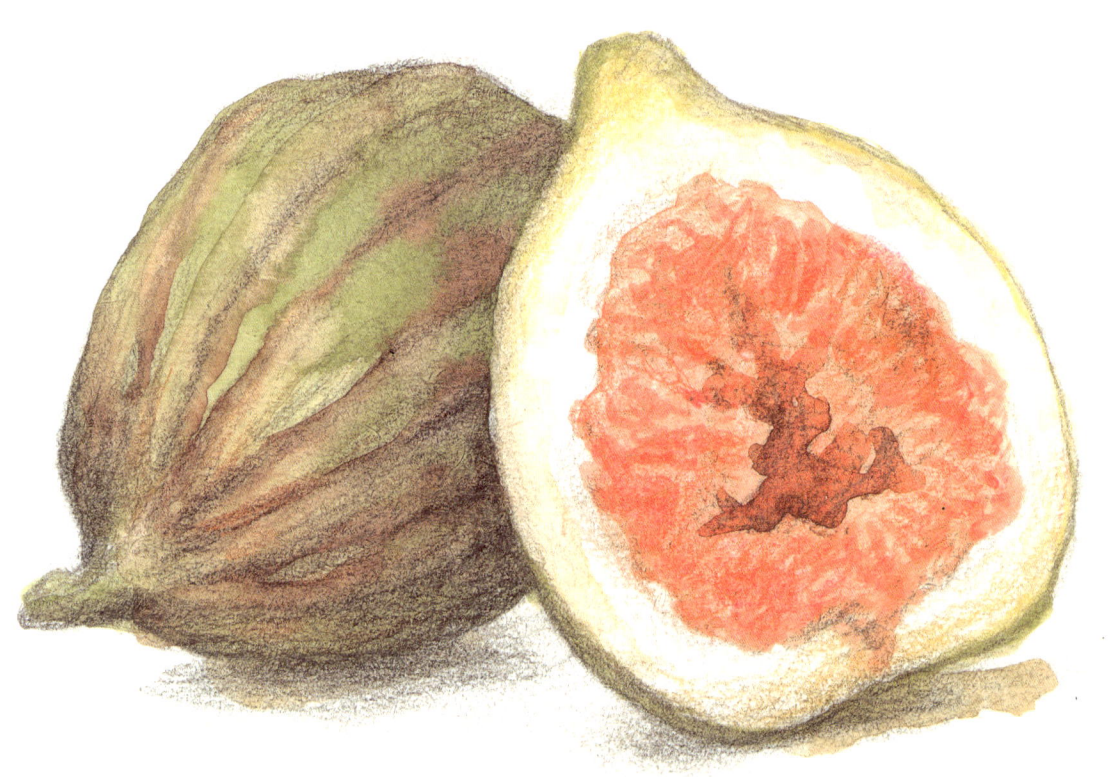

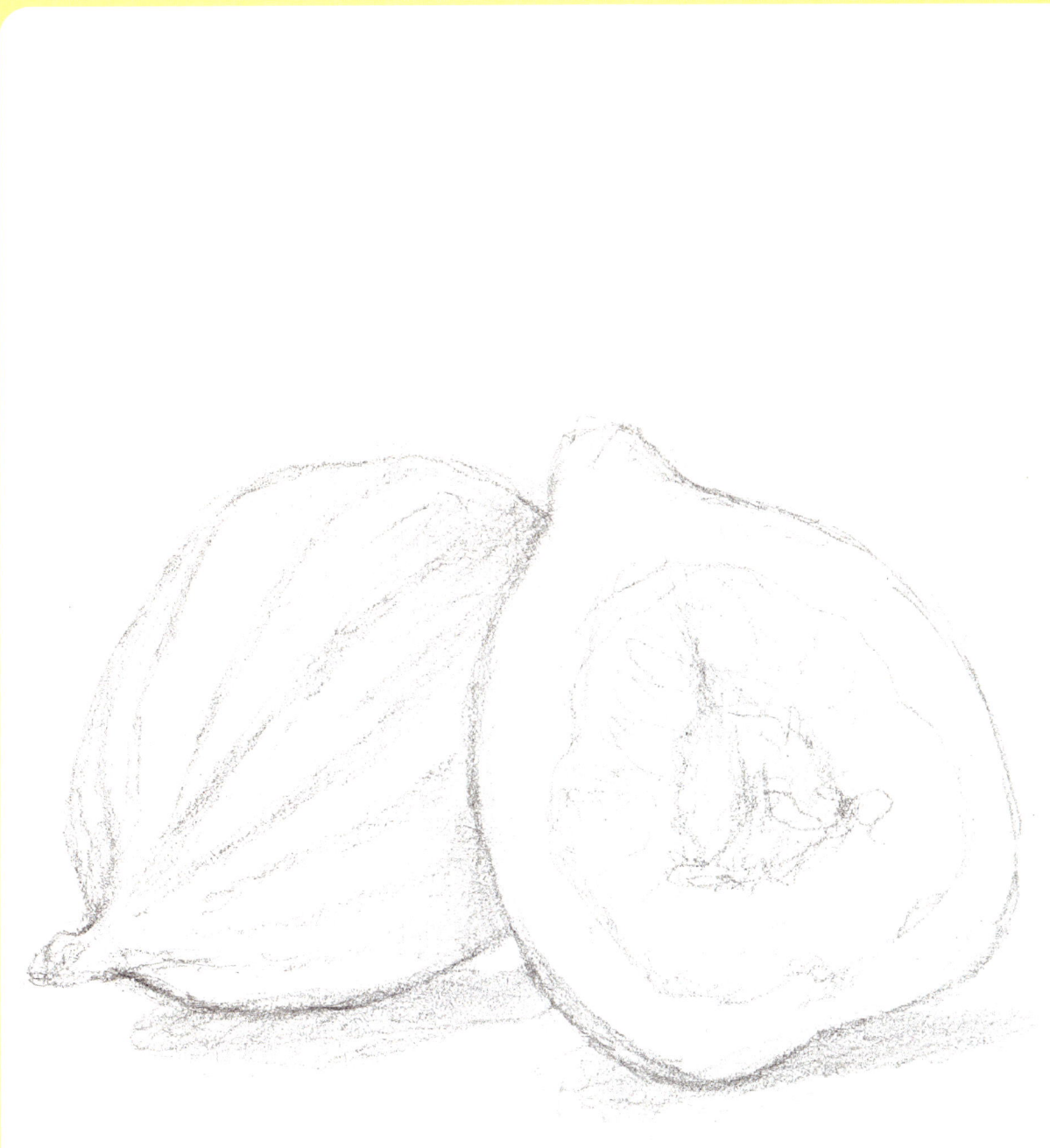

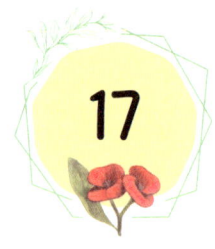 # 키위

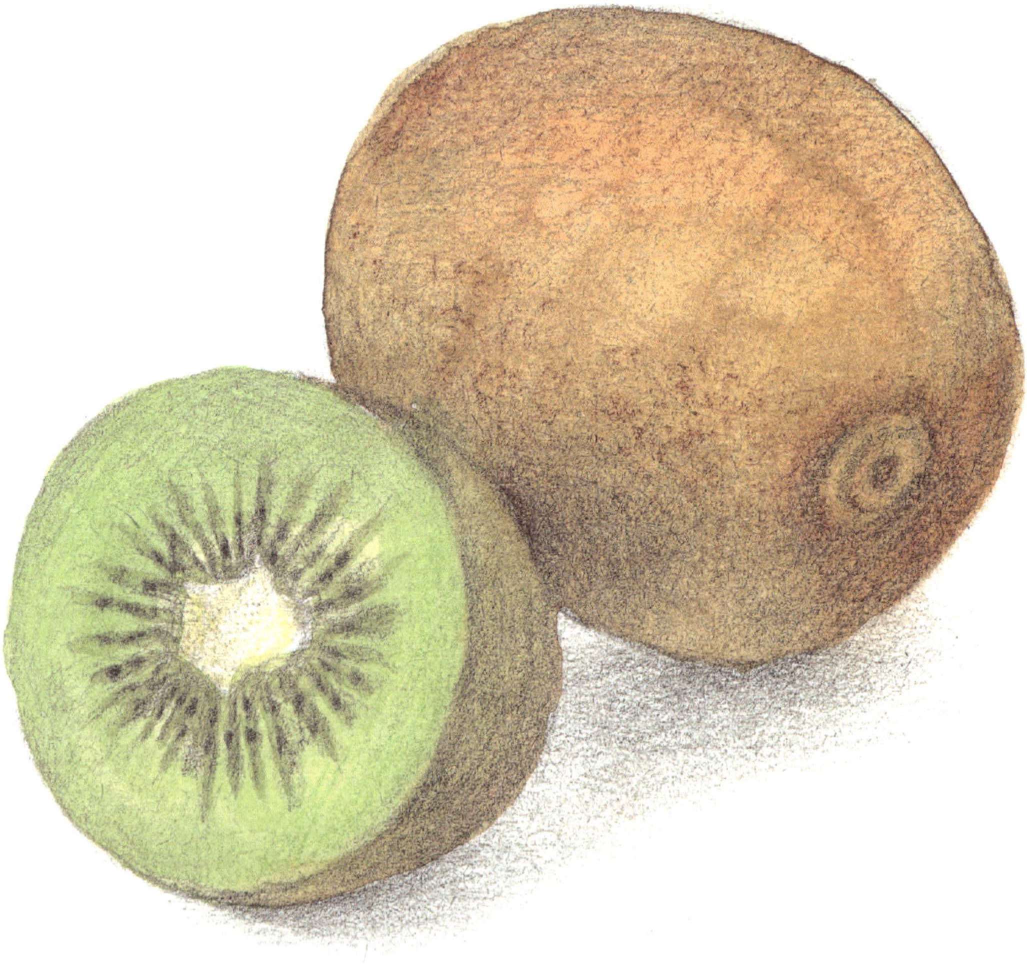

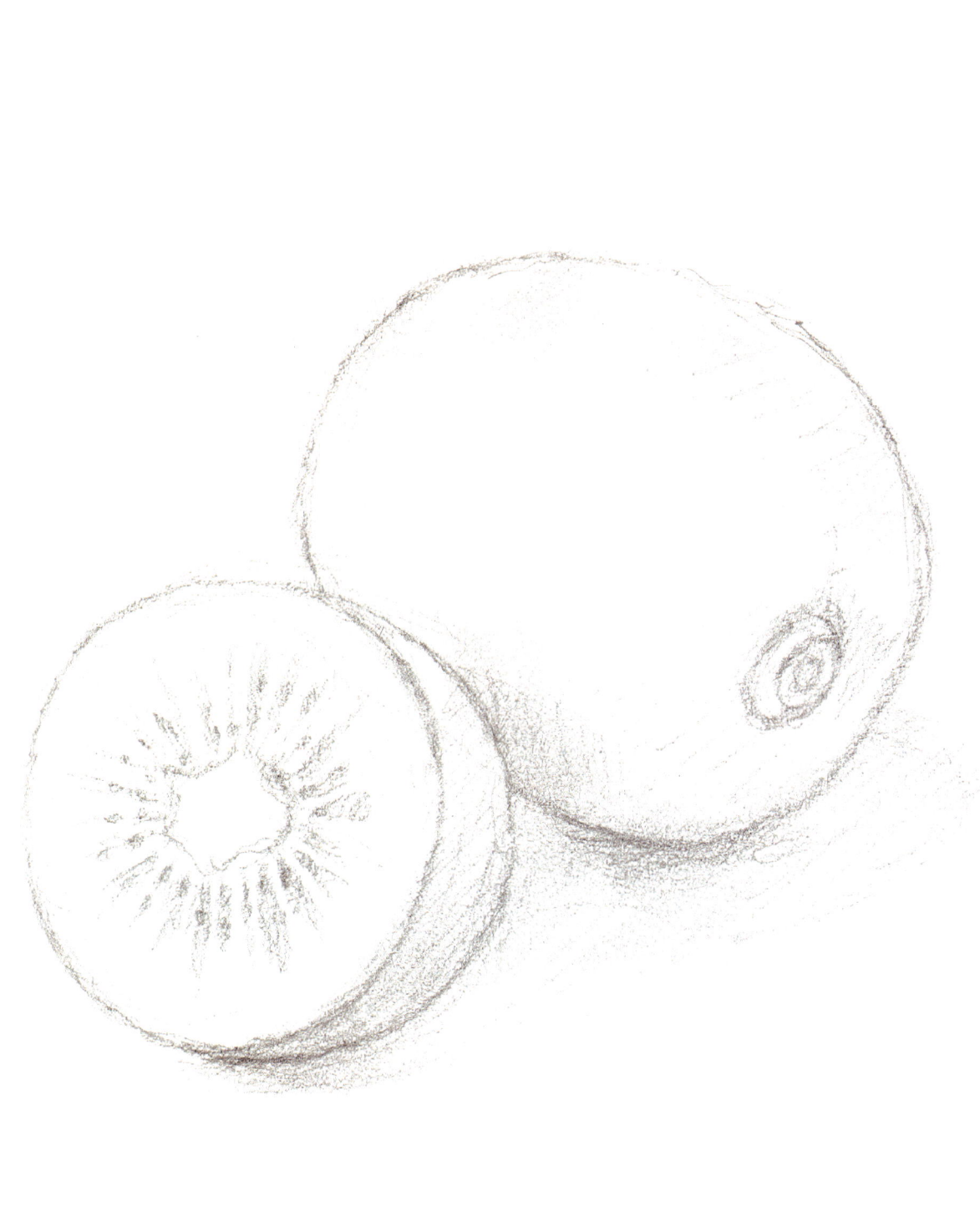

 # 복숭아

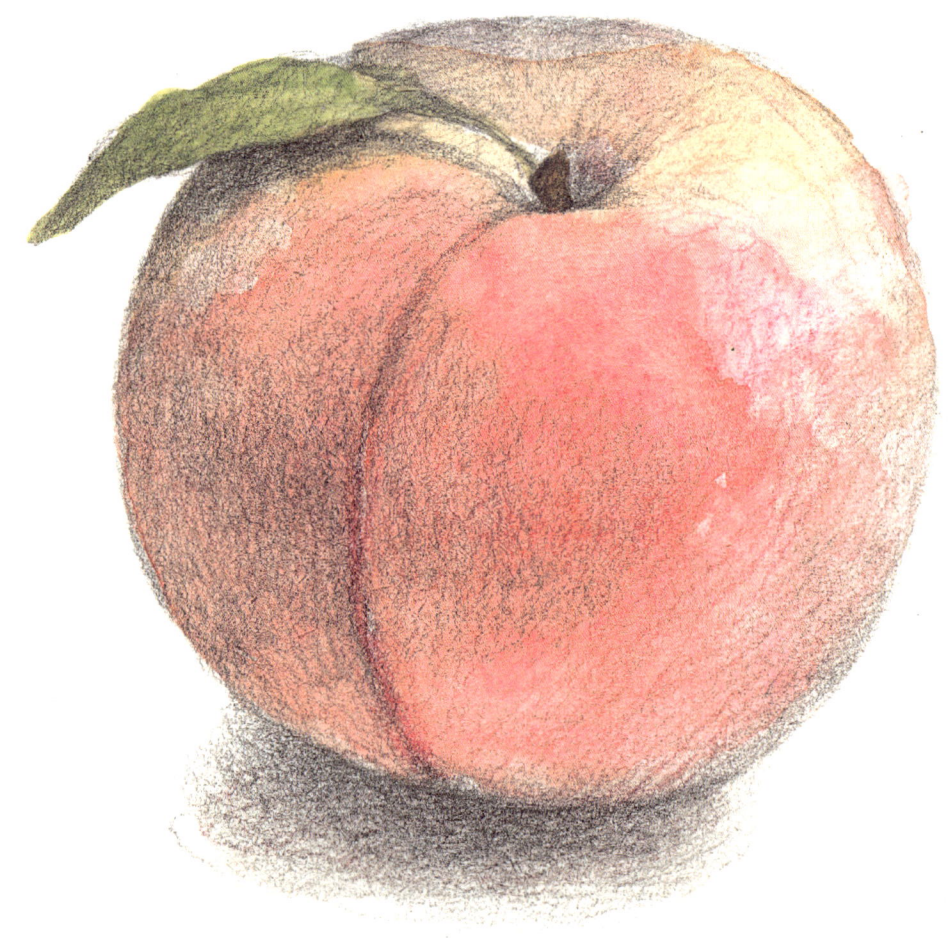

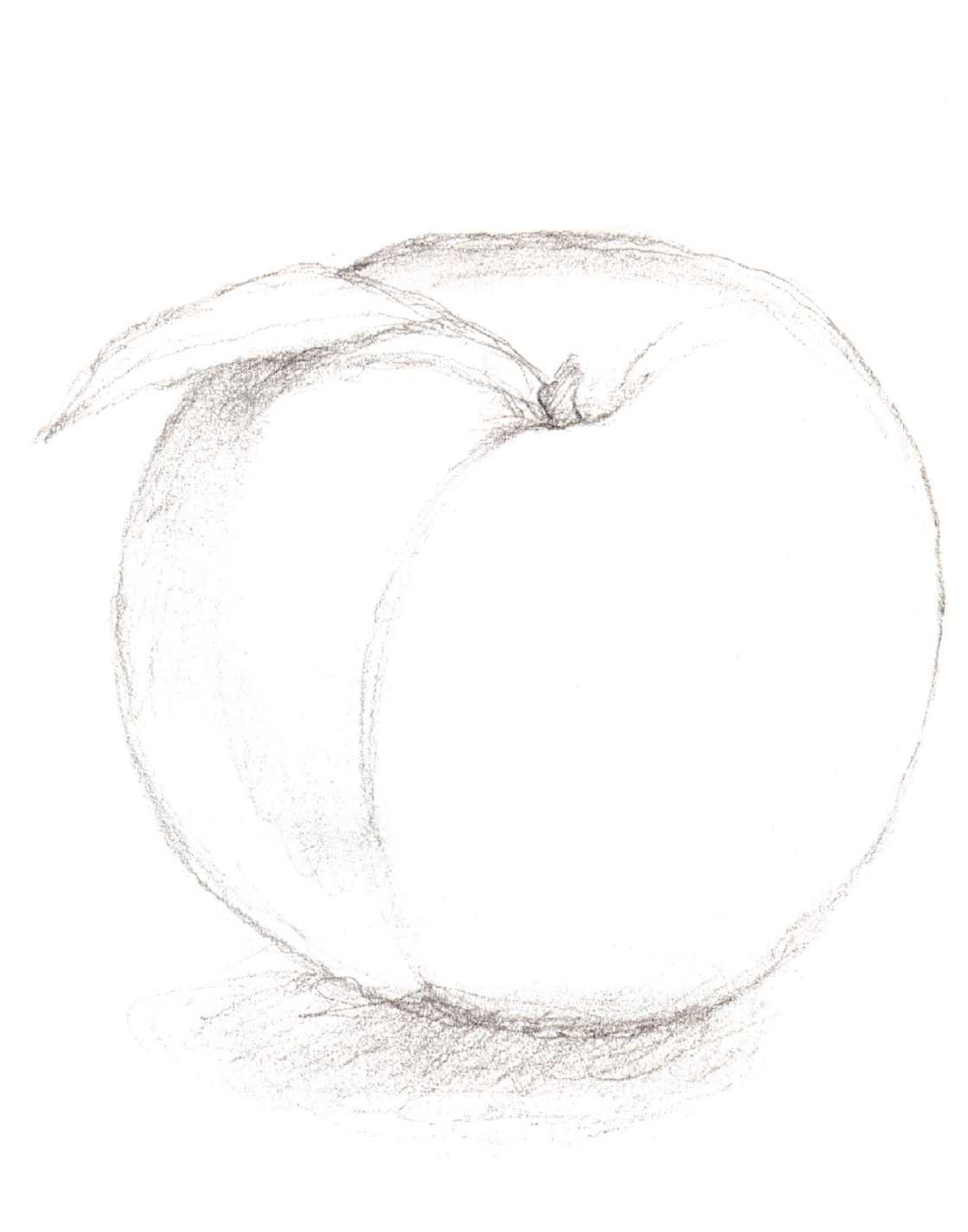

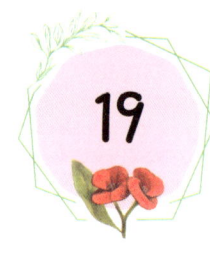

19 방울토마토

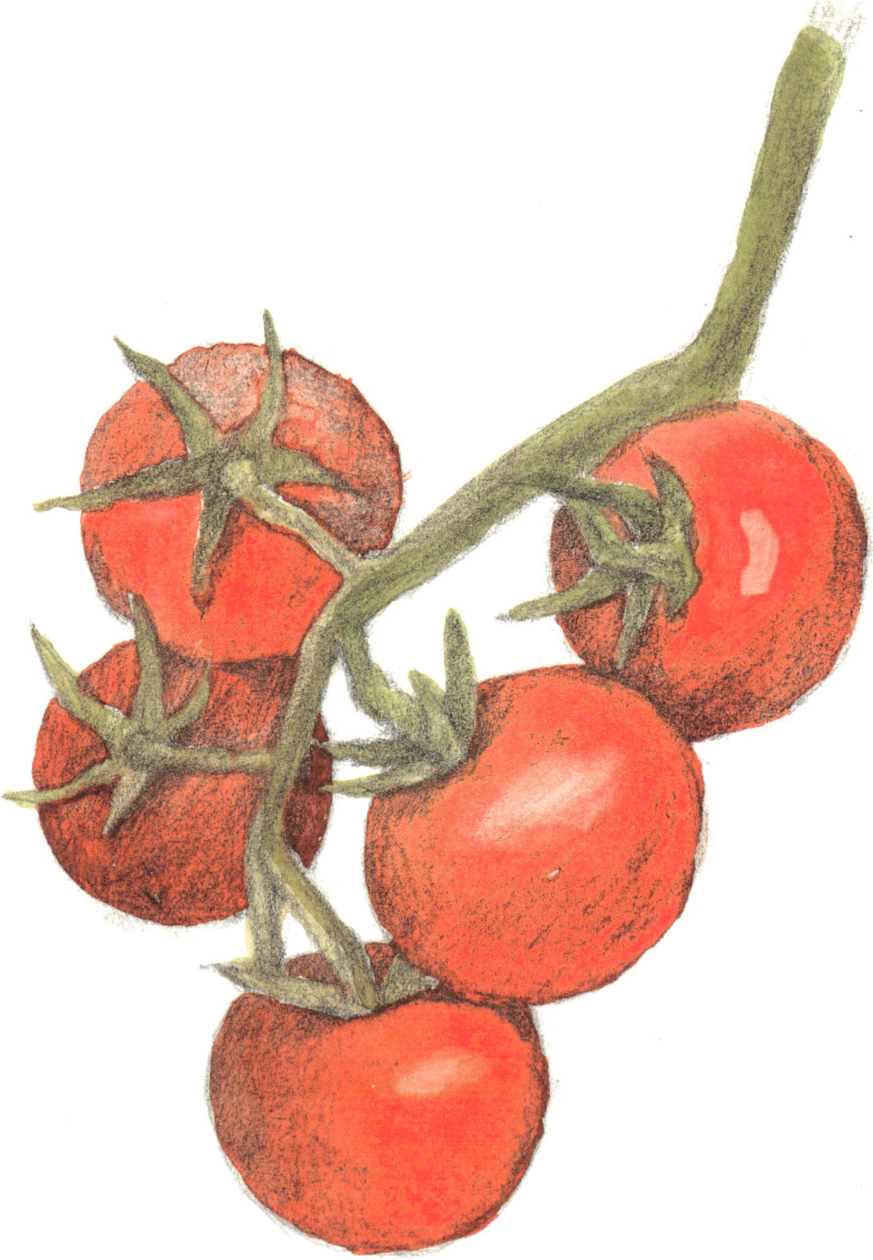

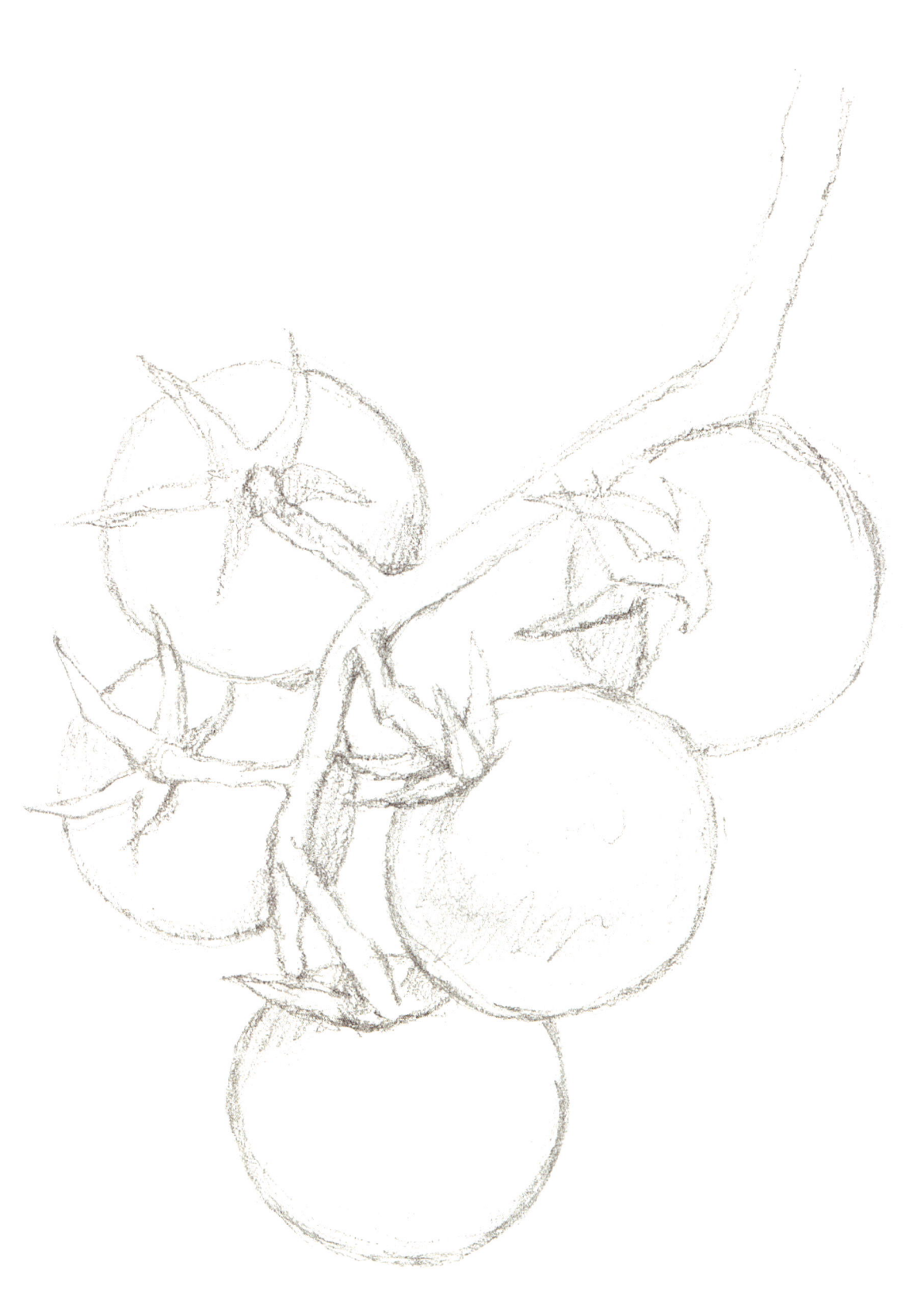

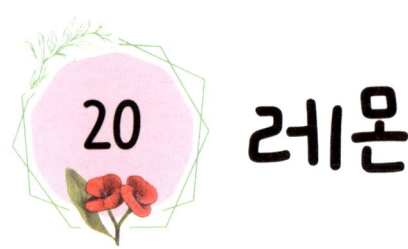 # 레몬

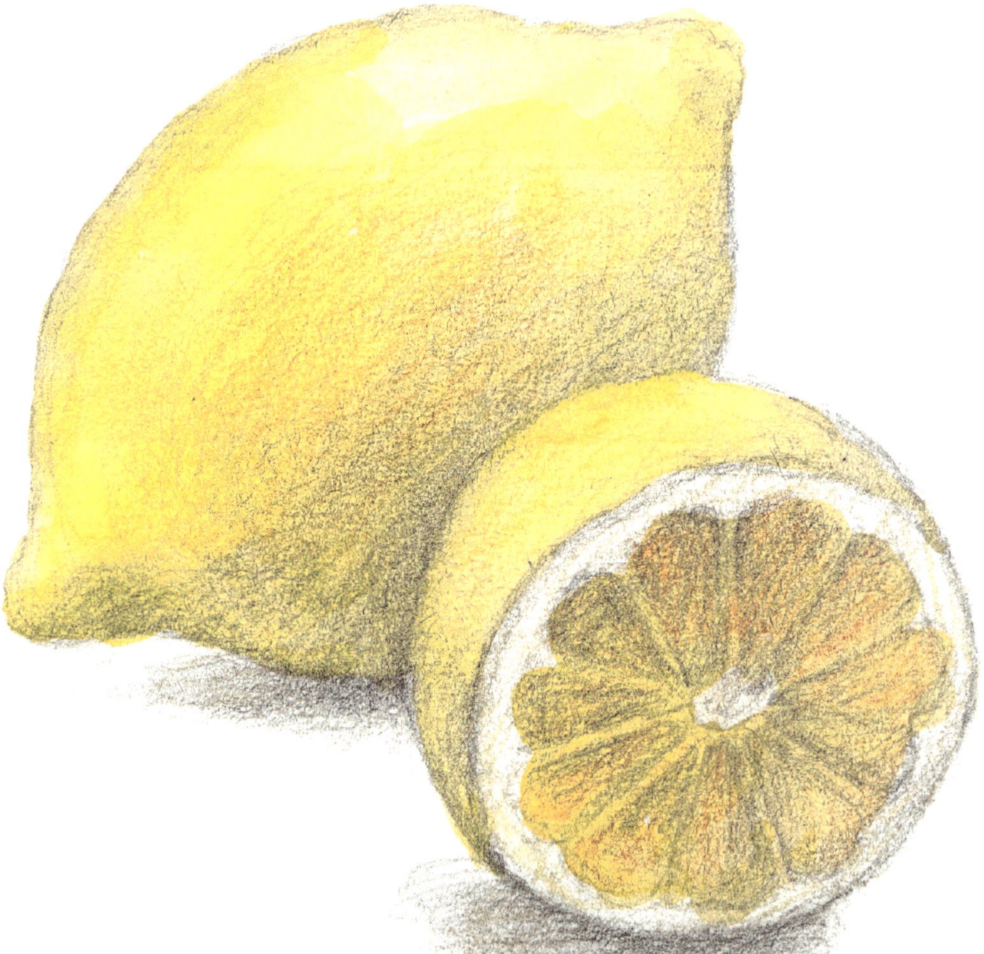

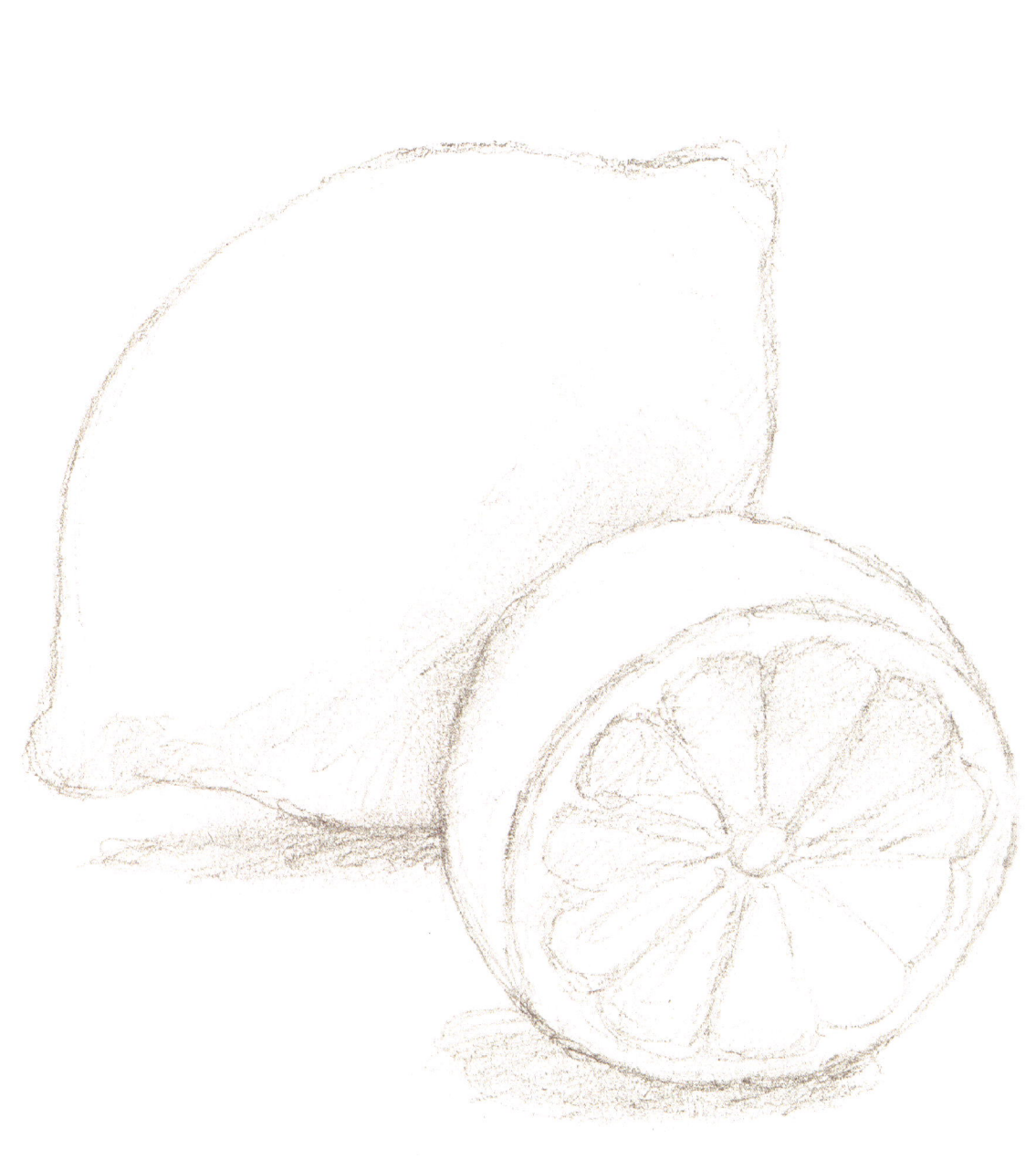

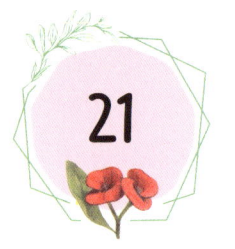 # 딸기

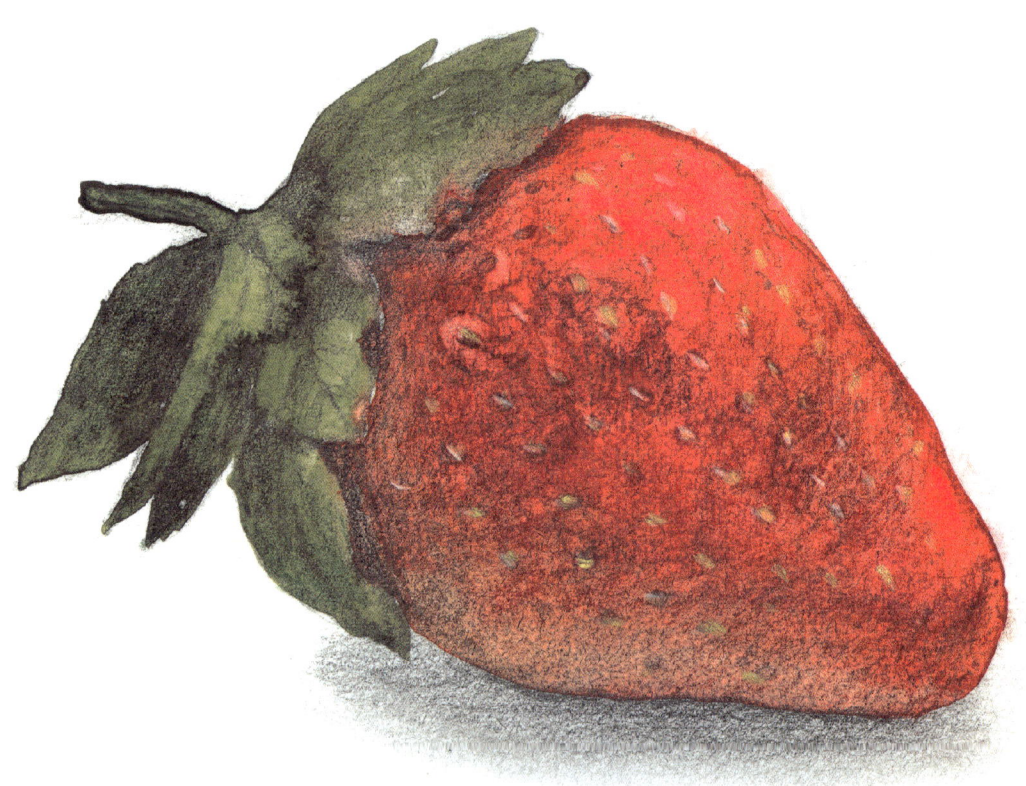

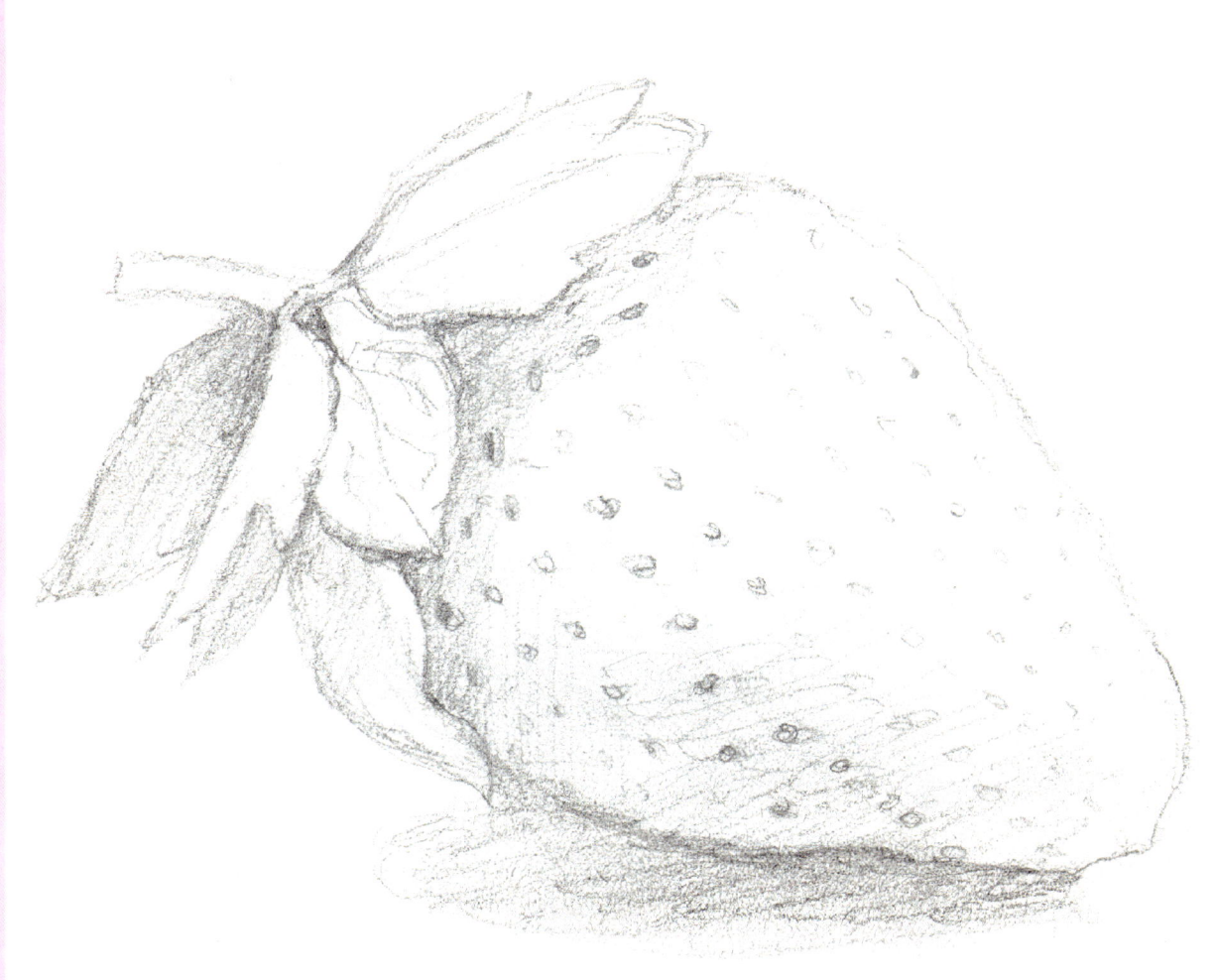

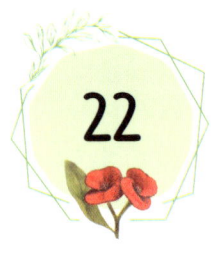 # 22 바나나

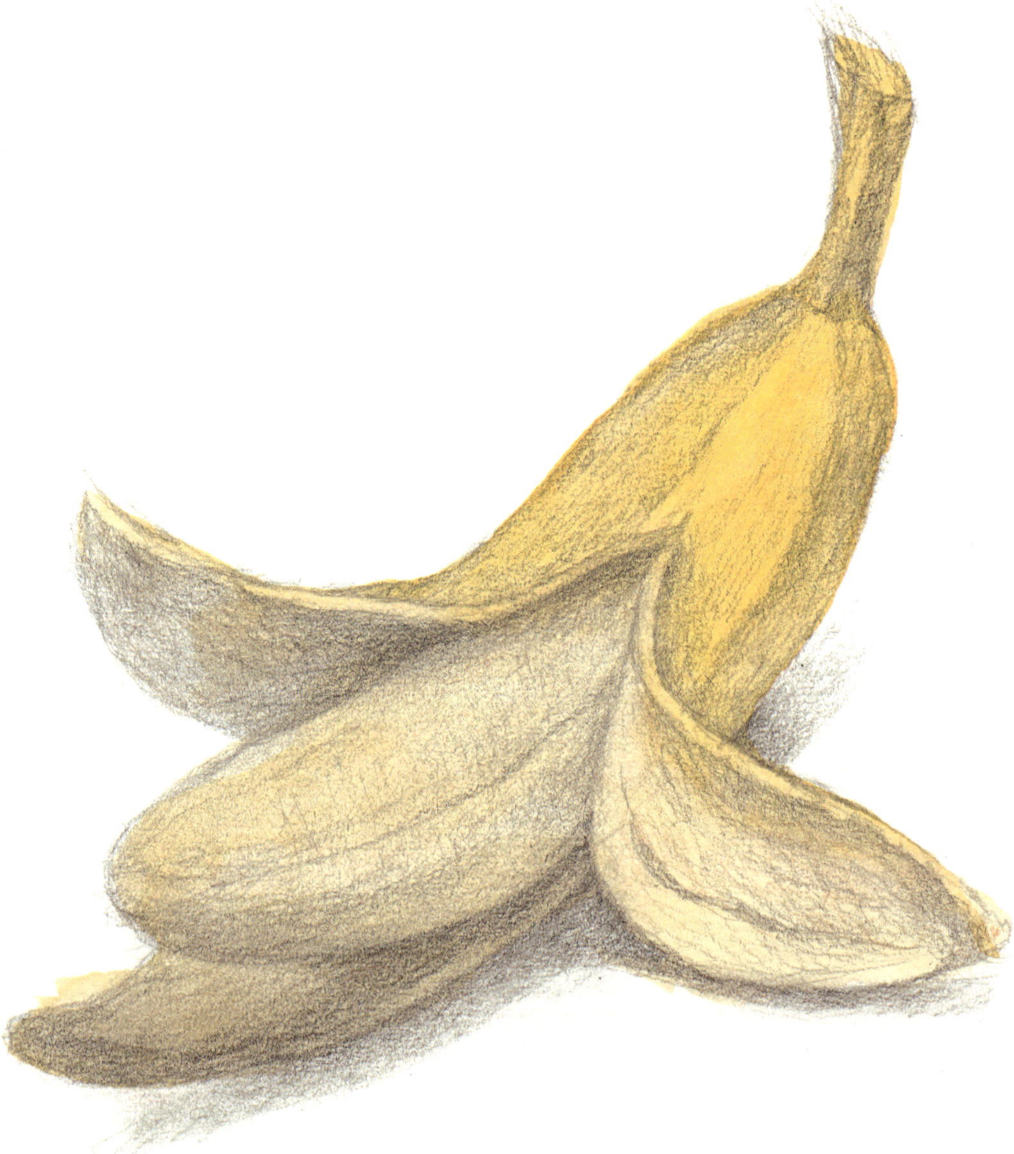

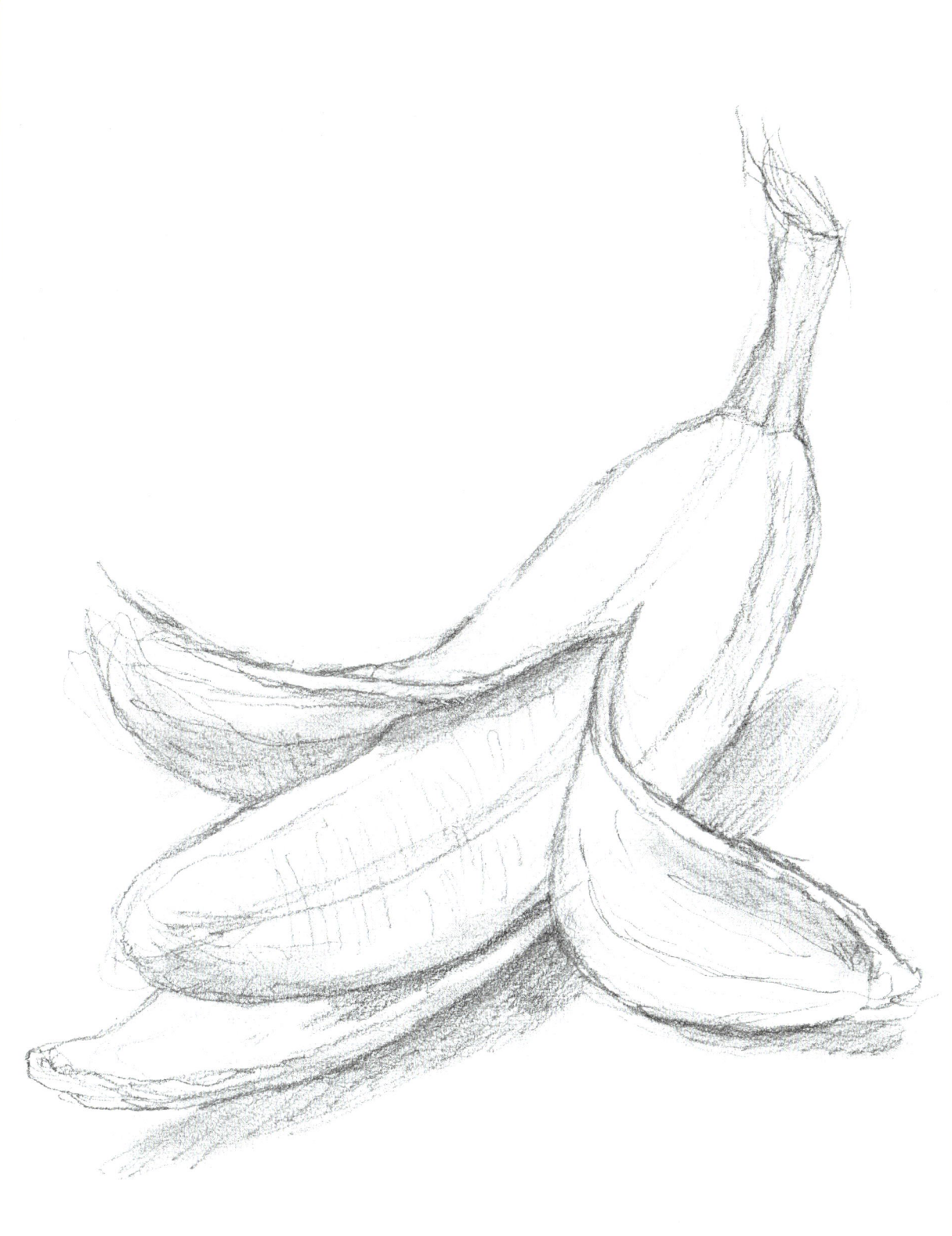

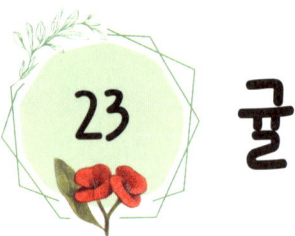 귤

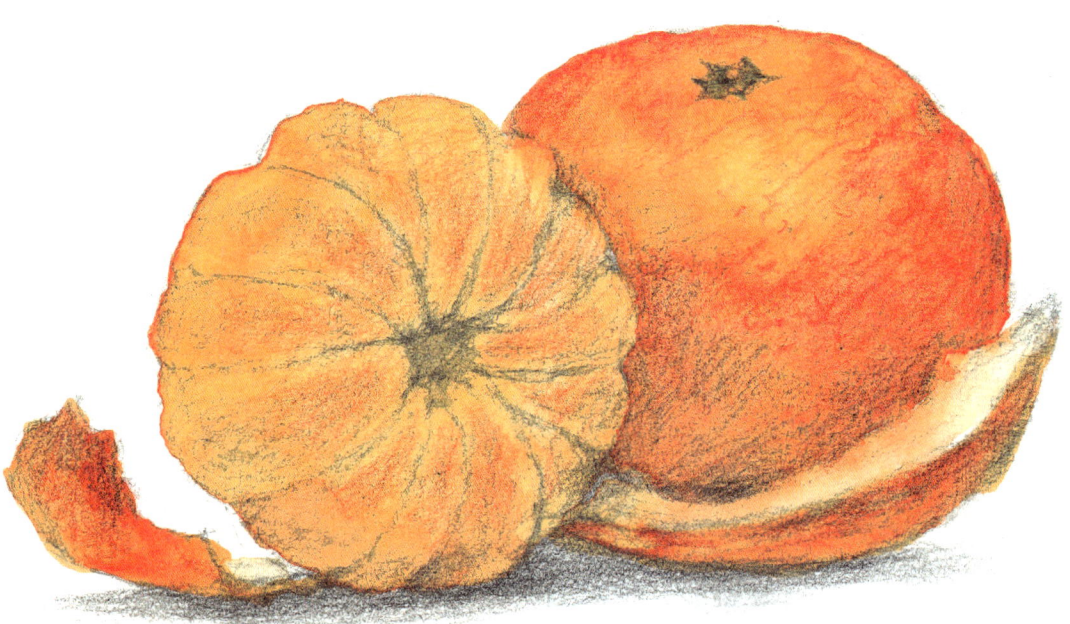

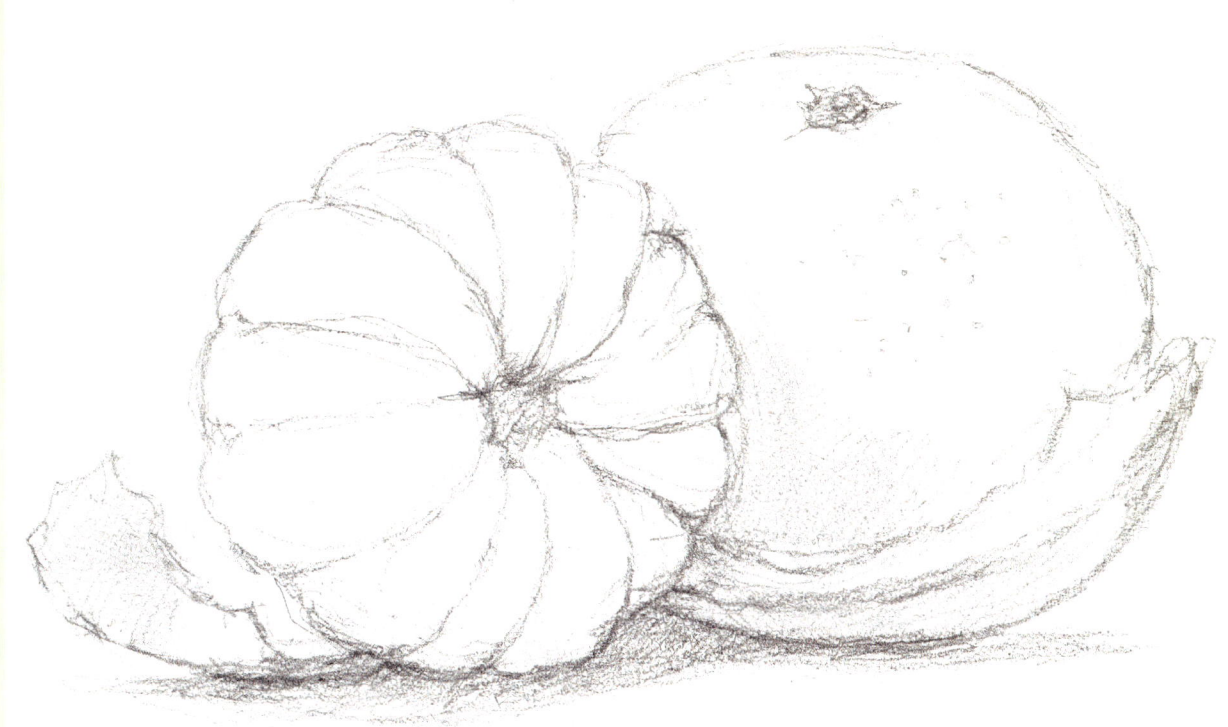

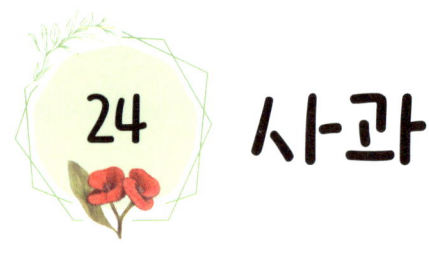 사과

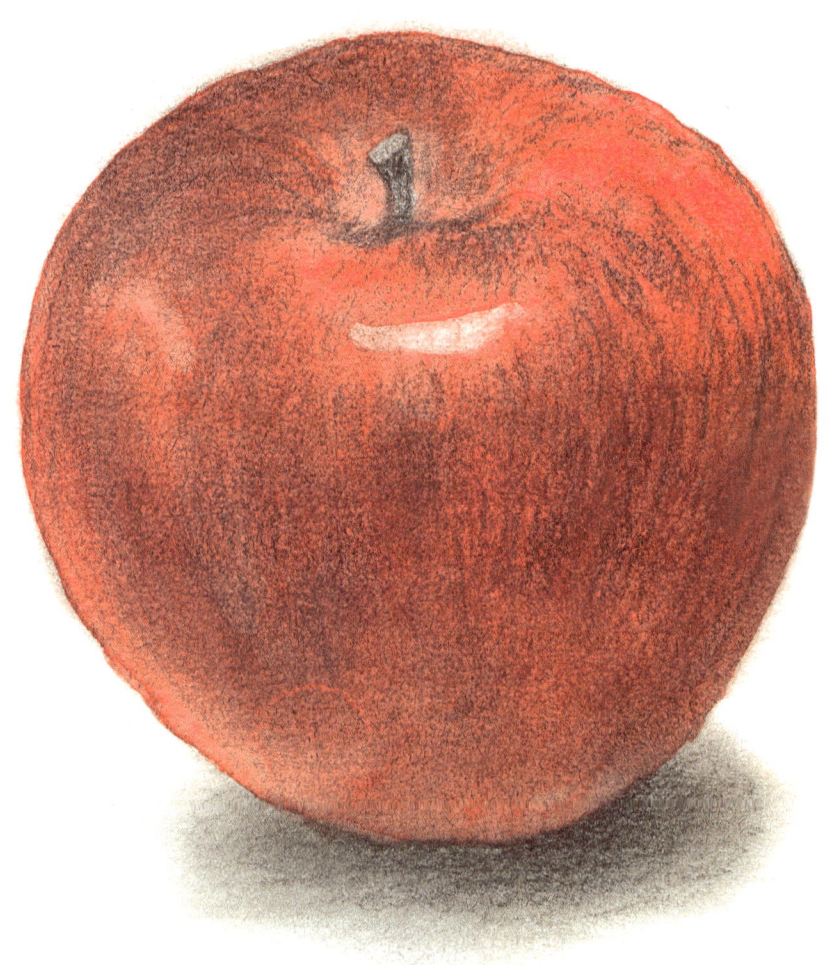

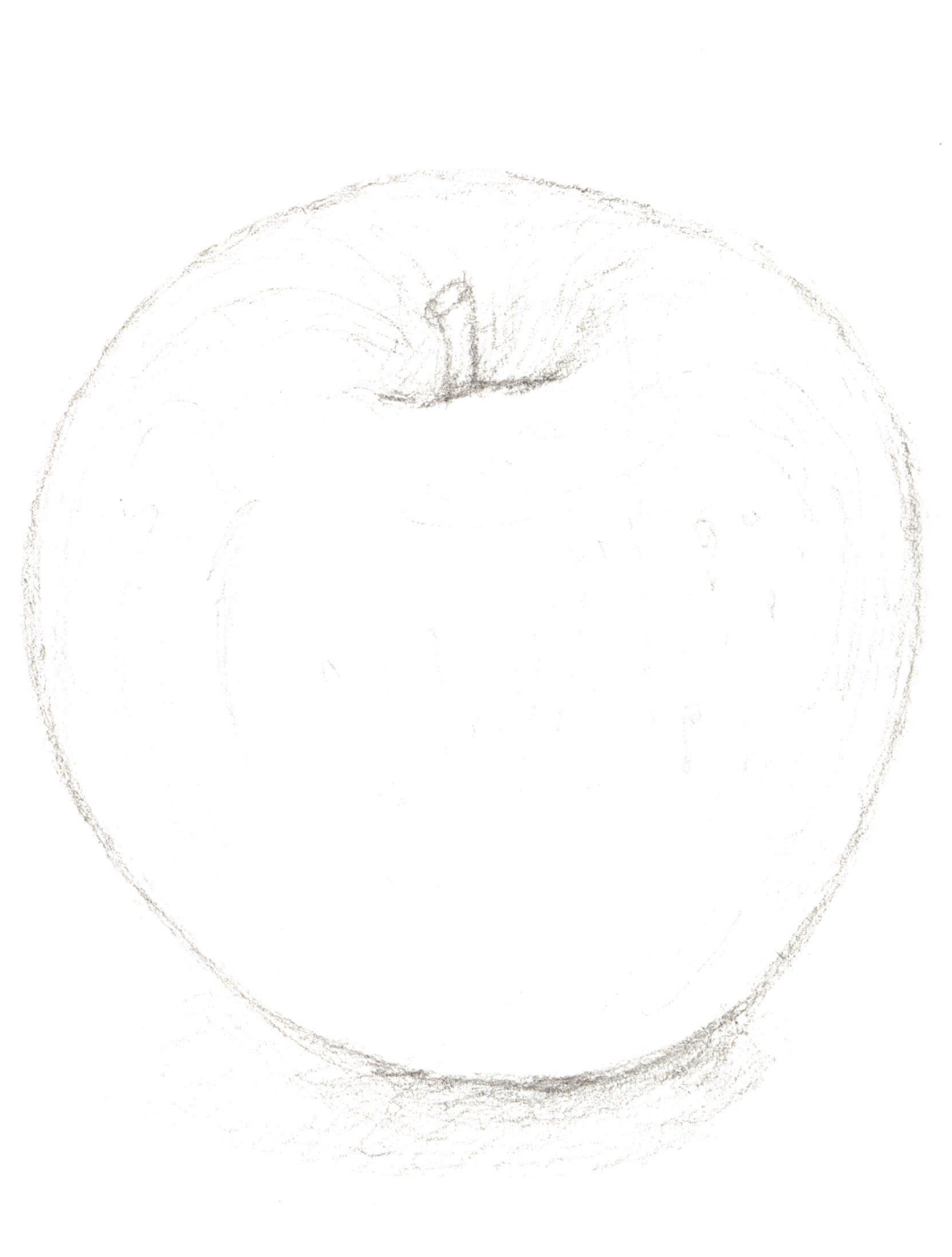

 # 참외

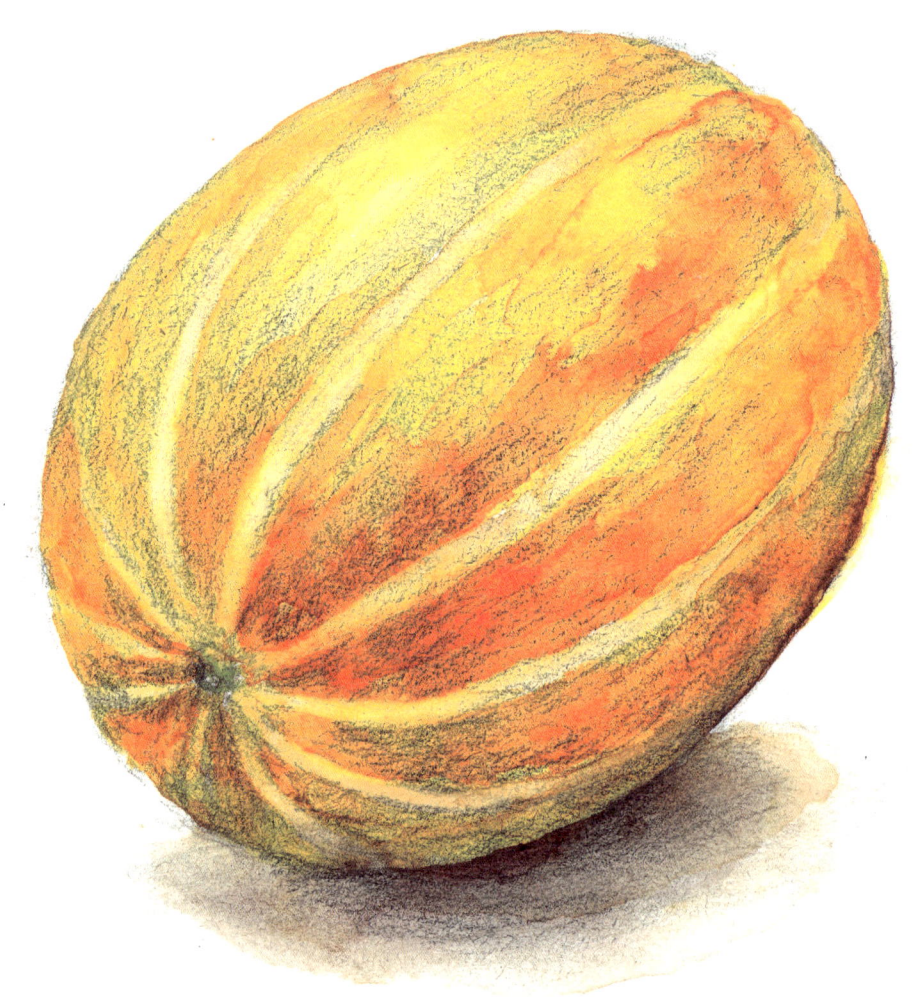

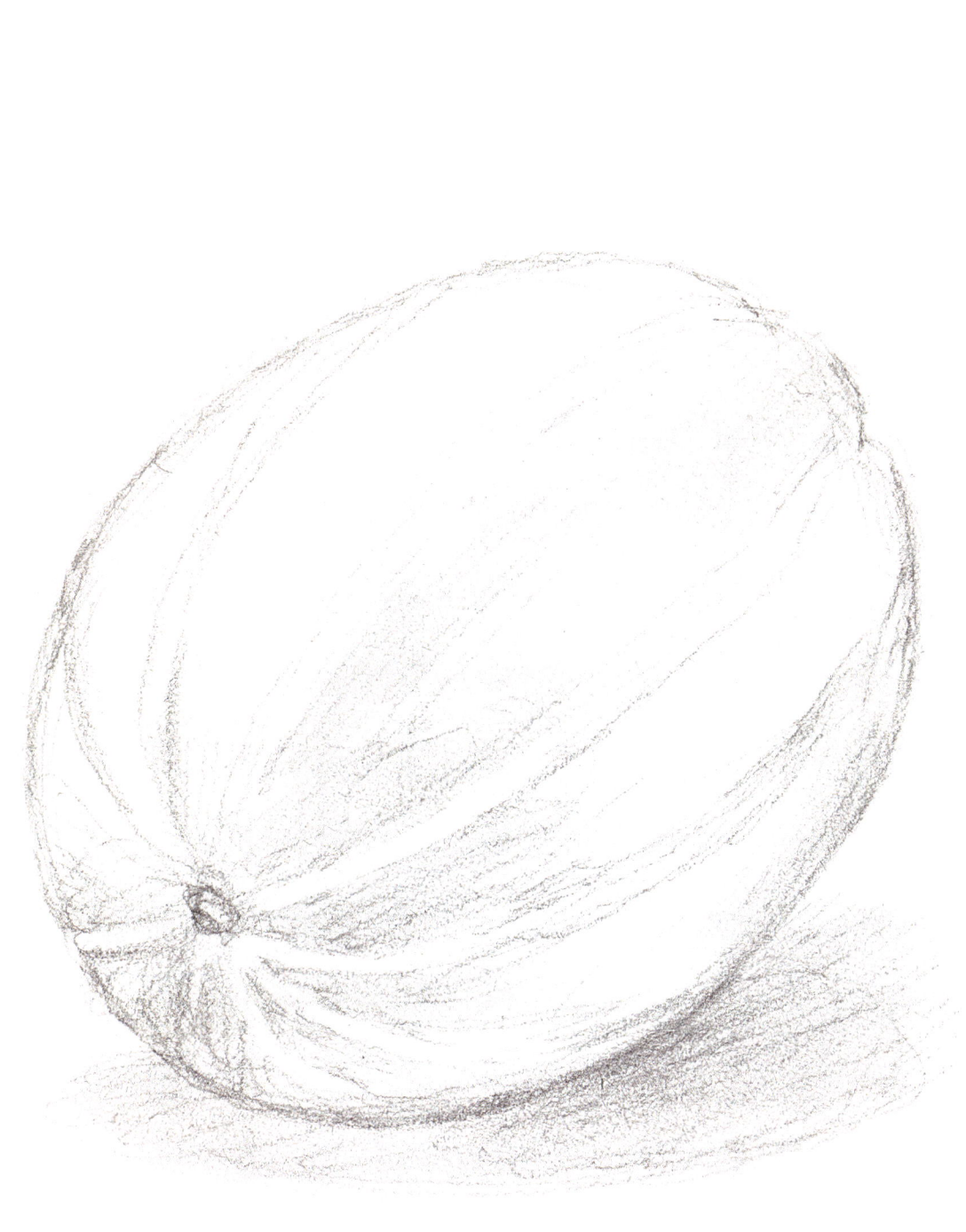

별책부록 윤동주 시(詩) 필사노트

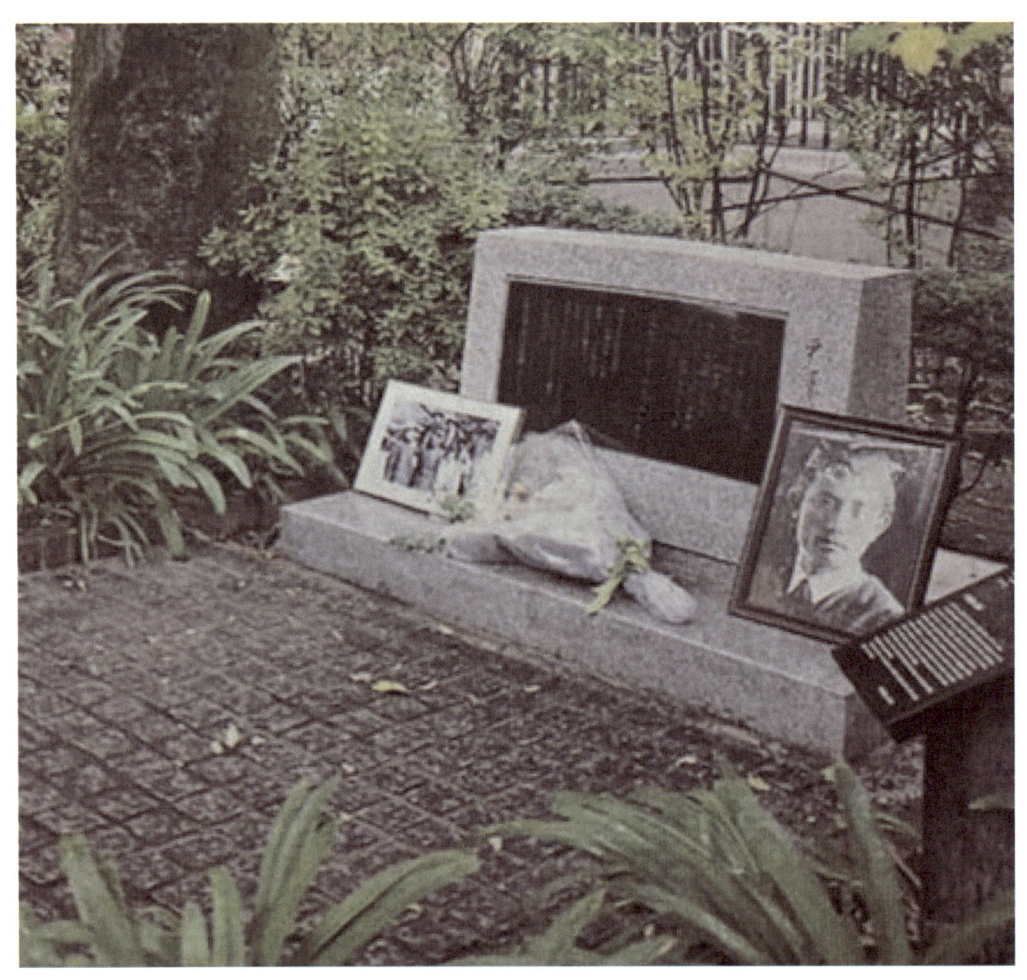

▲일본 교토의 도시샤(同志社)대학내 윤동주시인 묘비

윤동주 떠난 지 80년…
명예박사 학위 수여로 애도하는 日교토 모교

2025년 2월 16일 사망 80주기

시인이자 독립운동가인 윤동주(1917~1945)가 순국 80주기 2025년 2월 16일, 재학한 일본 교토의 도시샤(同志社)대학에서 명예 박사 학위를 받았다. 1875년 설립된 이 대학에서 사후 박사 학위를 받기는 처음이다. 윤동주의 조카인 윤인석 성균관대 건축학과 명예교수가 대신 받았다.

도시샤 대학 역사상 첫 '死後 박사'학위

"윤동주, 우리 학교 다니던 중에 후쿠오카 형무소 끌려가 옥사… 그때 못 지켜준게 지금도 미안"
- 日교토 모교 측에서. (서시)

윤동주 80주기

어둠 넘어 별을 노래하다.
〈1〉별
윤동주 80주기를 맞아 그의 시를 새롭게 읽는 자리를 마련했다. 윤동주는 어둠의 시대에도 희망을 잃지 않고 올바른 길을 찾으려 했다. 혼란스러운 대한민국.
그의 시에 담긴 진실의 힘이 새로운 길을 열어주기를 희망한다.
1941년 '하늘과 바람과 별과 시'
"죽는 날까지 부끄럼 없이 살겠다"
시집의 첫 장부터 다짐한 스물넷,

모든 사람은 결국 '죽어가는 것' 연민의 마음으로 온세상을 품어 잎새에 이는 바람에 가물거려도 동주의 별은 사랑의 길을 비췄다. 우리도 혐오의 거리에서 벗어나 이해와 화합의 길로 들어서기를…

서시 (序詩)

죽는 날까지 하늘을 우러러
한 점 부끄러움이 없기를,
잎새에 이는 바람에도
나는 괴로워했다.
별을 노래하는 마음으로
모든 죽어가는 것을 사랑해야지
그리고 나한테 주어진 길을
걸어가야겠다.

오늘밤에도 별이 바람에 스치운다.

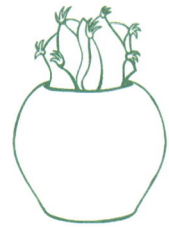

시(詩) 필사 노트

자화상

산모퉁이를 돌아 논가 외딴 우물을 홀로 찾아가선 가만히
들여다봅니다.

우물 속에는 달이 밝고 구름이 흐르고
하늘이 펼치고 파아란 바람이 불고 가을이 있습니다.

그리고 한 사나이가 있습니다.
어쩐지 그 사나이가 미워져 돌아갑니다.

돌아가다 생각하니 그 사나이가 가엾어집니다.
도로 가 들여다보니 사나이는 그대로 있습니다.

다시 그 사나이가 미워져 돌아갑니다.
돌아가다 생각하니 그 사나이가 그리워집니다.

우물 속에는 달이 밝고 구름이 흐르고
하늘이 펼치고 파아란 바람이 불고 가을이 있고 추억처럼
사나이가 있습니다.

시(詩) 필사 노트

소년

여기저기서 단풍잎 같은 슬픈 가을이 뚝뚝 떨어진다.
단풍잎 떨어져 나온 자리마다 봄을 마련해놓고
나뭇가지 위에 하늘이 펼쳐있다.
가만히 하늘을 들여다보면 눈썹에 파란 물감이 든다.
두 손으로 따뜻한 볼을 쓸어보면
손바닥에도 파란 물감이 묻어난다.

다시 손바닥을 들여다본다.
손금에는 맑은 강물이 흐르고, 맑은 강물이 흐르고,
강물 속에는
사랑처럼 슬픈 얼굴―아름다운 순이(順伊)의 얼굴이 어린다.
소년은 황홀히 눈을 감아본다.
그래도 맑은 강물은 흘러
사랑처럼 슬픈 얼굴―아름다운 순이의 얼굴은 어린다.

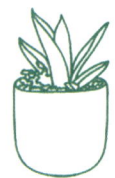

시(詩) 필사 노트

눈 오는 지도

순이(順伊)가 떠난다는 아침에 말 못할 마음으로 함박눈이 내려, 슬픈 것처럼 창밖에 아득히 깔린 지도 위에 덮인다. 방 안을 돌아다보아야 아무도 없다. 벽과 천정이 하얗다. 방 안에까지 눈이 내리는 것일까. 정말 너는 잃어버린 역사처럼 홀홀이 가는 것이냐. 떠나기 전에 일러둘 말이 있던 것을 편지를 써서도 네가 가는 곳을 몰라 어느 거리, 어느 마을, 어느 지붕 밑, 너는 네 마음속에만 남아 있는 것이냐, 네 쪼고만 발자욱을 눈이 자꾸 내려 덮여 따라갈 수도 없다. 눈이 녹으면 남은 발자욱 자리마다 꽃이 피리니 꽃 사이로 발자욱을 찾아 나서면 일년 열두 달 하냥* 내 마음에는 눈이 내리리라.

*하냥 : '늘', '함께'의 방언

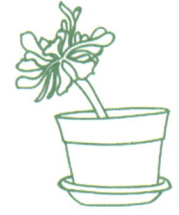

시(詩) 필사 노트

병원

살구나무 그늘로 얼굴을 가리고 병원 뒤뜰에 누워, 젊은 여자가 흰옷 아래로 하얀 다리를 드러내놓고 일광욕을 한다. 한나절이 기울도록 가슴을 앓는다는 이 여자를 찾아오는 이, 나비 한 마리도 없다. 슬프지도 않은 살구나무 가지에는 바람조차 없다.

나도 모를 아픔을 오래 참다 처음으로 이곳에 찾아왔다. 그러나 나의 늙은 의사는 젊은이의 병을 모른다. 나한테는 병이 없다고 한다. 이 지나친 시련, 이 지나친 피로, 나는 성내서는 안 된다.

여자는 자리에서 일어나 옷깃을 여미고 화단에서 금잔화 한 포기를 따 가슴에 꽂고 병실로 사라진다. 나는 그 여자의 건강이―아니 내 건강도 속히 회복되기를 바라며 그가 누웠던 자리에 누워 본다.

시(詩) 필사 노트

태초의 아침

봄날 아침도 아니고
여름, 가을, 겨울,
그런 날 아침도 아닌 아침에

빨―알간 꽃이 피어났네,
햇빛이 푸른데,

그 전날 밤에
그 전날 밤에
모든 것이 마련되었네.

사랑은 뱀과 함께
독(毒)은 어린 꽃과 함께.

시(詩) 필사 노트

눈 감고 간다

태양을 사모하는 아이들아
별을 사랑하는 아이들아

밤이 어두웠는데
눈 감고 가거라.

가진바 씨앗을
뿌리면서 가거라.

발부리에 돌이 채이거든
감았던 눈을 활짝 펴라.

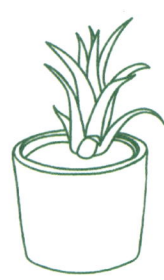

🪶 시(詩) 필사 노트

무서운 시간

거 나를 부르는 것이 누구요,

가랑잎 이파리 푸르러 나오는 그늘인데,
나 아직 여기 호흡이 남아 있소.

한 번도 손들어 보지 못한 나를
손들어 표할 하늘도 없는 나를

어디에 내 한몸 둘 하늘이 있어
나를 부르는 것이오.

일을 마치고 내 죽는 날 아침에는
서럽지도 않은 가랑잎이 떨어질 텐데……

나를 부르지 마오

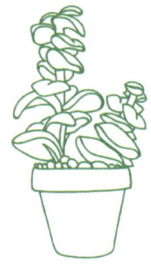

시(詩) 필사 노트

처음 시작하는 백세 인생의 색채 여행
마음과 기억을 돌보는 컬러링 북

2025년 5월 25일 초판 인쇄
2025년 6월 5일 1쇄 발행

기획·편집	박종수
그 림	박세연
펴낸이	박종수
펴낸곳	(유)태평양저널
공급처	(유)한국영상문화사
주소	서울시 영등포구 신길로 23길 32
전화	02 · 834 · 1806-7
팩스	02 · 834 · 1802
등록	1991년 5월 3일 (제03-00468)

ISBN 979-11-988353-6-9
정가 14,900원

※ 잘못 만들어진 책은 바꾸어 드립니다.